智慧先锋·健康人生丛书

U0220353

认清体质不生病

主　编：李　洁

编　者：（以姓氏笔画为序）

任晓红　李　良　李淳朴　杨佩薇

杨春明　宋　刚　张文艳　张来兴

张慧丽　陈方莹　陈鹤鲲　顾新颖

徐丽华　郭红霞　薛翠玲　霍立荣

霍秀兰

中国协和医科大学出版社

图书在版编目（CIP）数据

认清体质不生病／李洁主编. —北京：中国协和医科大学出版社，2015.6
（智慧先锋·健康人生丛书）
ISBN 978-7-5679-0328-9

Ⅰ.①认… Ⅱ.①李… Ⅲ.①体质-研究 Ⅳ.①R195.2

中国版本图书馆 CIP 数据核字（2015）第 089029 号

智慧先锋·健康人生丛书

认清体质不生病

编　　者：	李　洁
责任编辑：	许进力
策划编辑：	武先锋

出版发行：**中国协和医科大学出版社**
（北京市东城区东单三条 9 号　邮编 100730　电话 010－65260431）

网　　址：www.pumcp.com
经　　销：新华书店总店北京发行所
印　　刷：北京玺诚印务有限公司

开　　本：710×1000　　1/16
印　　张：13
字　　数：150 千字
版　　次：2016 年 7 月第 1 版
印　　次：2020 年 8 月第 9 次印刷
定　　价：30.00 元

ISBN 978-7-5679-0328-9

（凡购本书，如有缺页、倒页、脱页及其他质量问题，由本社发行部调换）

前　言

　　体质是指人体生命过程中，在先天禀赋和后天生养的基础上所形成的生理功能、形态结构和心理状态方面综合的、相对稳定的固有物质。体质由先天禀赋决定，包括神、形两大部分，正如世界上没有两片相同的树叶，每个人的体质也有自身的特点，正常体质的阴阳是平衡的，体质偏颇就是病态体质。人体各种体质的表现并不是单一的，总是处在此消彼长的变化中，所以在日常生活中，不管何种体质都要注意"适寒温，避风寒；戒烟酒，调饮食；适劳逸，慎起居；舒情志，少忧烦"。

　　每个人的体质有自身的特点，只有对自己的身体有所认识，知道自己属于什么体质，才能知道如何去养生，让自己不生病。不同体质的人选择怎样吃，怎样起居，怎样度过一年四季，怎样保健，是一门很大的学问，我们应该认清自己的体质，因质适养。所以养生治病也就是对体质进行耕耘、调节，就如种庄稼一样，不能只盯着地面上的庄稼、树木、花草，更要对它赖以生存的土壤给予足够的重视。凡事皆有根本，养神、养心即为养生之根本，如果一个人能心神安怡旷达，必然会体貌舒泰安详。

　　不同的体质有着不同的表现，平和体质是最健康、最稳定的体质，顺其自然是其养生的原则，其最高境界是养心。人体的脏腑功能失调，易出现体内阳气不足，阳虚生寒，属阳虚体质，日常饮食以温性为主，平时要注意保暖，要注意夏勿贪凉，冬宜温补。气虚体质与阳虚体质接近，最主要的反映是脏腑功能低下，常出现气短、心悸、出虚汗等症状，俗话说"人活一口气"，气虚体质者要在日常生活中注意对气的保养。痰湿体质多由饮食不当或疾病困扰而致，常常表现为腹部肥满，体型肥胖，痰多、胸闷，是日常生活最常见的体质。湿热体质的主要原因是不良生活方式，日常生活中要养成良好的生活方式，以避免受到湿邪、热邪的侵扰。阴虚体质是由于脏腑功能失调，而出现体内阴液不足，食疗是最好的方法，阴虚体质者要注意养阴，平时要有好的起居生活，养成良好的习惯。血瘀体质是由于人体脏腑功能失调，体内血液运行不畅或内出血不能消散而成瘀血内阻，要注意通经疏气，调节好精神起居，多吃疏肝散气、活血散瘀的食品。气郁体质是由于情志不达而处于抑郁状态，养生法重在心理卫生和精神调养。特禀体质是由先天因素和遗传因素造成的特殊状态的体质，最重要的是要查清自己对什么过敏，平时生活、饮食要多加注意，花盛的季节少出门，一定要保持乐观的情绪，做到精神愉悦。

您可以通过本书了解到自己是什么样的体质。本书以简易、平实、易懂的语言，从每种体质的特征、饮食调节方法、生活起居、运动、心理调节、四季养生，以及穴位经络等方面做系统讲述，不但告诉您属于什么样的体质，而且告诉您该如何养好体质，摸清自己体质的特殊性和疾病发生的规律，通过灵活运用，在认清根源的基础上悉心调养，制订有针对性的保健方案。并通过对自己生命密码的了解熟悉，掌握好自己的健康。我们也衷心祝愿您有一个健康的身体，时刻保持青春的活力。

编　者

2016 年 4 月

目　录

第三章 火力不足，阳虚体质需温阳 // **30**

人体的脏腑功能失调，易出现体内阳气不足，阳虚生寒。女性阳虚体质者多出现月经紊乱，男性阳虚体质者多易出现性功能减退。阳虚体质者日常饮食以温性为主，平时要注意保暖，四季养生要注意夏勿贪凉，冬宜温补。

第四章 气力不足，气虚体质要固本 // **51**

气虚体质与阳虚体质接近，最主要的反映是脏腑功能低下。先天不足是气虚体质形成的最主要原因，与后天过度劳神也有关，常出现气短、心慌、出虚汗等症状。"人活一口气"，气虚体质者要在日常生活中注意对气的保养。

第五章　怠情沉重，痰湿体质需运化　// 74

人体脏腑、阴阳功能失调，气血津液运化失调，使痰湿瘀滞在体内，易形成痰湿，即为痰湿体质。痰湿体质多由饮食不当或疾病困扰而致。常常表现为腹部肥满，体型肥胖，痰多、胸闷，是日常生活最常见的体质。

第六章　又湿又热，湿热体质要清利　// 94

湿热体质内环境不洁，不良生活方式是造成湿热体质的主要原因。容易出现汗臭体味大、口臭、汗液发黄、皮肤油腻、易长痘痘。湿热体质者易发火，平时应该克制自己，一年四季养生应该避免受到湿邪、热邪的侵扰。

第七章　五心烦热，阴虚体质要补阴　// 117

阴虚体质是由于脏腑功能失调，而出现体内阴液不足，易出现失眠、健忘、盗汗等症状。食疗是阴虚体质者最好的方法，以达到滋阴清热的效果。阴虚体质者最主要是养阴，平时要有好的起居生活，养成良好的习惯。

第八章 面色晦暗，血瘀体质要疏通 // **140**

血瘀体质是由于人体脏腑功能失调，体内血液运行不畅或内出血不能消散而形成的瘀血内阻，表现为面色晦暗，皮肤粗糙等。易发生心血管、脑梗塞、癌症等疾病。血瘀体质者要注意通经疏气，调节好精神起居，多吃疏肝散气、活血散瘀的食品。

第九章 气机不顺，气郁体质需防郁 // **162**

气郁体质是由于情志不达而处于抑郁的状态，易出现抑郁症、失眠、胀痛、烦躁病、月经不调、痛经等。气郁体质养生原则是疏通气机，养生法重在心理卫生和精神调养。开心是福，气郁体质者应该祛除郁闷，提高生活的质量。

第 一 章
先天禀赋和后天生养
决定人的体质

　　体质是指人体生命过程中，在先天禀赋和后天生养的基础上所形成的生理功能、形态结构和心理状态方面综合的、相对稳定的固有物质。体质包括神、形两大部分，其基调是由先天禀赋决定的，正常体质的阴阳是平衡的，体质偏颇就是病态体质。

自古中医注重辨体识病

　　历来中医学就重视人的体质状态，进行防病治病时，从具体的人出发，权衡干预措施，体现因人制宜、以人为本的思想。人们所说的体质就是指人体生命过程中，在先天禀赋和后天生养的基础上所形成的生理功能、形态结构和心理状态方面综合的、相对稳定的固有物质。

　　体质辨识是以人的体质为认知对象，根据体质状态及不同体质分类的特性，对健康与疾病的整体要素与个体差异进行把握，以制订防治原则，选择相应的预防、治疗、养生方法，从而采取"因人制宜"的干预措施。中医学认为，生命的基础物质是阴阳、气血、津液，并反映着体质盛衰变化的状态。

　　中医很早就认识到，体质直接关系到人的生存质量、生命体验，所以自古以来中医就非常重视体质。中医治病的精华是辨证施治，对个体的差异很重视。而辨体识病、治疗和养生是精华中的精华，通过把握、观察病人的体质，在此基础上分析疾病，因人养生。《黄帝内经》中的《灵枢·通天》就认为"古之善用针艾者，视人五态（五种体质）乃治之，盛则泻之，虚则补之"。在中医发展史上，凡是名留青史的大家名医，也都在治疗和养生方面非常重视病人的体质，如被中医界尊为"医圣"的张仲景，其《伤寒杂病论》中"异病同治，同病异治"的智慧处处皆是，异病同治是因为体质相同，而同病异治是因为体质不同。

虽然直到清代的医书中才明确出现"体质"一词，但是其思维、精神却在历代医案、经典医籍中显现、渗透。如《黄帝内经》中的《素问·上古天真论》就详细描述男性女性在生、长、壮、老、已的生命过程中，生理性的体质的差异："女子七岁，肾气盛，齿更发长；二七而天癸至，任脉通，太冲脉盛，月事以时下，故有子；三七肾气平均，故真牙生而长极；四七筋骨坚，发长极，身体盛壮；五七阳明脉衰，面始焦，发始堕；六七三阳脉衰于上，面皆焦，发始白；七七任脉虚，太冲脉衰少，天癸竭，地道不通，故形坏而无子也。丈夫八岁，肾气实，发长齿更；二八肾气盛，天癸至，精气溢泻，阴阳和，故能有子；三八肾气平均，筋骨劲强，故真牙生而长极；四八筋骨隆盛，肌肉满壮；五八肾气衰，发堕齿槁；六八阳气衰竭于上，面焦，发鬓斑白；七八肝气衰，筋不能动，天癸竭，精少，肾脏衰，形体皆极；八八则齿发去"。

这段话的大致意思是讲，女性发育成熟后血脉畅通、冲任充盈，月经出现，按时施泄，并可以繁衍后代。女性衰老也会从血液充盛的任脉、冲脉和足阳明经开始，所以女性体质养生应该注重活血、养血、和血；男性肾气实，阳气偏盛，形体健硕，骨骼也粗壮，其衰老也是从肾气阴开始，所以男性养生应该注重不伤阳不伤肾。这个思想一直在中医学中起着主导的作用，也是中国女性都非常热衷于吃阿胶、当归、大枣之类，而男性热衷于补肾壮阳的原因。

以往的经验证明，诊疗疾病绝对不能忽视人的体质，尤其是体质中"神"的特征。作为体质的组成之一，"神"对于疾病的诊断、治疗都极为重要，尤其是现代人的疾病都存在神失调的因素，甚至神失调成为关键因素。由于体质是健康和疾病的土壤，养生治病也就是对体质进行耕耘、调节，就如种庄稼一样，不能只盯着地面上的庄稼，更要对它赖以生存的土壤给予足够的重视。

神和形是体质的最基本构成

作为生命的现象，体质包括神、形两大部分。生命的诞生起于形神的结合，健康则显现着形神和谐，当形神不和谐时就会产生疾病，形神的分离也就预示着死亡。

形态结构、物质代谢、生理功能、性格心理组成了人的体质，这四个方面可以高度概括为形和神。形主要是形态结构，如骨骼、肌肉、五官、皮肤、五脏、血脉、毛发等，是人体能看得见、摸得着的有形结构的物质部分。神包括物质代谢过程、功能活动、性格心理，如呼吸、心跳、水谷营养在体内的吸收、利用、转化、排泄，人们在日常生活中所表现的精神活动、性格特点、情绪反应、睡眠等。

当人们提到体质时，一定是概括了神和形两个方面。如果只有形而没有神，那肯定是一具尸体，而只有神没有形，应该是不存在的。从生命体验和体质组成比重看，神是很重要的。人们一般局限在形态方面感知生存、疾病、死亡，然而对于疾病原因、生命体验、治疗效果上看，而神才是看不见摸不着的原控制者、操纵者。

《灵枢·阴阳二十五人》中将体质按照性格心态、形态特征、寒热适应细分为木、火、土、金、水五种类型。而《灵枢·通天》按人的精神、性格、心理在生理范围内的偏阴偏阳，分为太阴之人，少阴之人，太阳之人，少阳之人，阴阳平和之人。

"凡五人者，其态不同，其筋骨气血各不等"《灵枢·通天》。如太阳之人精力旺盛，坚定刚毅，目光有神，自足傲慢，好说大话，动作敏捷，性急自用，冲动、主观、有魄力、有野心，暴躁易怒，有进取心，不怕打击，敢于顶撞，敢于坚持自己的观点，其精神活动、性格特征总是体现着阳气偏盛。而太阴之人则内怀疑虑，外貌谦虚，胆小谨慎、思前想后，悲观失望，总与人保持一定的距离，情感不外露，内省孤独，保守自私，不追赶时尚，不带头行事，动作较为缓慢，反应较为迟钝，沉默少言，其精神活动、性格特征上总是体现着阴气偏盛。

相对的稳定是体质的特性，但在一定的范围内也有动态的可调性、可变性。也正是体质的可调性、相对可变性，使得体质养生具有实用价值，体质通过调养向更好的方向转化。每个人的生命之树根植于什么土壤是养生的重点，是缺水还是潮湿，是肥沃还是相对贫瘠，是偏热还是偏寒。在生命的过程中，疾病只是一个插曲，它来自于不良、明显偏颇的体质。不良的生活方式、不良的性格心理和不良的生存环境又能造成不良体质和明显偏颇体质。当人们在生活中放纵自我、恣情纵欲，对体质缺少呵护就容易得病。如果治疗时不关注体质，不考虑神和形，就会只抓住"标"而失去"本"，甚至会将本来简单的疾病治成复杂的病症。所以调整体质、呵护体质、关爱体质，相当于对生命之树根植的土壤精心耕耘，就是"治未病"，对疾病的预防能够减少疾病的发生，预防疾病的复杂化和加重。

性别决定不同体质

父母之精是体质的最初构成，人的始生"以母为基，以父为楯"（《灵枢·通天》），所以子代禀赋的厚薄强弱是由父母生殖之精气决定，影响体质的形成。就生理结构来看，一般男性肺活量大，代谢旺盛，在血压、能量消耗、基础代谢等方面均高于女性，当发生病变时，病情的反应也会强于女性，女性的基础代谢率较低，免疫功能较强，寿命比男性要长。

月经来潮是女性发育成熟后体质个性的体现，此时任脉、冲脉气血充盈，适合孕育生命，其后女性的体质随着年龄的增长而改变，直至脏腑阴阳失衡，月经绝，发脱齿落，也不能再受孕。而男性发育成熟后，出现与女性完全不同的体质，如在 24～32 岁，肾气平和、肌肉健壮、筋骨强盛，五脏六腑阴阳均衡，在此期间宜娶妻生子。男性的体质也会随着年龄的增长开始走下坡路，肾气渐渐衰落，出现精气不足，脏腑阴阳失调，筋脉迟缓，头发脱落，生殖能力降低等。经以上分析可知，补气养血是女性体质养生的重点，男性体质养生则需要养肾护阳。

就体质学而论，男性体质与女性体质是人类最基本的体质类型，在体型、脏器结构与生理功能上男女均有所不同，也使得体质存着性别差异。"妇之生，有余于气，不足于血"（《灵枢·五音五味》），除了男女形体上的差异外，生理方面区别就更加明显，男性以肾为先天，以精为本，而女性以肝为先天，以血为主；男性主气，女性主血，男性以气为主，女性以血为主。随着年龄的变化，女性体质也会有较显著的变化，并有月经期、妊娠期和产褥期的体质改变。

当月经来潮后体内会产生明显的周期性变化，所以医学上会有经期感冒宜用小柴胡汤；在妊娠期，母体为满足胎儿发育的需要，各系统产生一系列适应性反应，所以中医学素有"孕妇宜凉，产后宜温"的说法，但明代医学家张景岳认为："夫孕之胎气必随母之脏气，大都阴虚者多热气，阳虚者多寒气，寒之则寒、热之则热者是为平气"（《景岳全书》）。而产后，由于其气血骤去，所以体质状态与产前迥然不同，《金匮要略》中说："新产血虚，多汗出，喜中风，故令病痓；亡血复汗，寒多，故令郁冒；亡津液，胃燥，故大便难"。另一方面，产后多瘀血内阻，所以产后易身痛腰痛，恶血不尽，阻滞其气。

总的来看，平和体质、痰湿体质、湿热体质者，男性要明显多于女性。而阳虚体质，血瘀体质、气郁体质、阴虚体质者，女性明显多于男性。在生理特点上，女性有别于男性，是由于女性以肝为显而血常不足，在治疗女性疾病时，应特别注意是否有血虚、肝郁之症。由于男性与女性有不同的心志，体质也不一样，如男性平常比较张扬，高谈阔论，大大咧咧，体现着阳性的外张；而女性天生敏感细腻，肝气不舒，容易为情所困，造成或加重气郁、阴虚、气虚等体质。

 ## 先天禀赋与后天生养

体质的基调是由先天禀赋决定的，先天禀赋加后天生养构成了体质，所谓的先天就是两性结合后孕育生命，在娘胎里胎儿生长发育，直到呱呱坠地这段时间。新生命带着种族、家庭、父母的基因，延续着前辈的生命，所以每个人身上都带着种族、家庭、父母的烙印。

所谓"种瓜得瓜，种豆得豆"，是永恒不变的，先天禀赋决定一个人体质的主线，主背景、主色调，就像生命的初稿、原稿或者生命乐章的主旋律。经后天的修为、环境反复修改，发生的变化可能会很大，但其本质的东西不会改变，也就是为什么人们会说"撼山易，撼禀性难""江山易改，禀性难移"。在日常生活中，高血压、糖尿病、精神病、癌症、肥胖症、哮喘、过敏性鼻炎、湿疹等疾病常有明显的家庭性，但实际上这些疾病并不一定具有遗传性，只是家庭体质对这些疾病有高度的易感性，而容易得这些病。我们要熟悉自己的体质，顺势而为。如果想孕育更加健康的孩子，应该先使自己的身体调整到相对最佳的状态。

随着年龄的变化，体质也会发生变化，体质得养于后天，"后天"包括年龄、精神活动、生存环境、生活方式、疾病、药物等，体质总会随着年龄的增长而不断地变化，如小孩子是稚阳稚阴，生机盎然却稚嫩脆弱，多呈现相对性的"心肝有余，肺脾不足"的体质共性。"心肝有余"容易发热、兴奋、抽搐、惊厥；"肺脾不足"则容易患呼吸道感染、感冒，容易积食、消化不良。相对于大人，小孩子经不起折腾颠簸而容易生病。但只要治疗及时得当，病很快就好。

青壮年是壮阳壮阴，在整个生长壮老的生命历程中，这个时期身体相对强壮、精力充沛，需要成家立业，养育后代、赡养父母。不管是活动功能，还是结构形态都达到一生中的高峰，仿佛是明亮的满月，正午的太阳。所以就呈现出阳气偏盛、容易生内热的体质共性。而青壮年精神情感的困惑是一生中最多的时候，也使得体质呈现出复杂性和多样性。这个年龄阶段不再像小孩子那样无忧无虑，也不会像老年那样看淡尘世风云，日常生活中有诸多的烦心事困扰着。如果困惑积多就会波及睡眠、消化、月经等，长此以往必然会使体质受到影响。

老年是衰阳衰阴，人的气血在青壮年时期逐渐旺盛，血气方刚，到老年时气血不但少而且壅滞不通。这个规律是随着年龄增长而不可避免的。阳气也随着年龄的增长而逐渐虚弱，应该在正常范围内顺应其趋势，而不怕虚。此时并不一定非要壮阳补肾，应该对自己的饮食、起居、心态进行适当调整。其实进入中年后，保持一颗淡定、平和、稳定的心态比什么都重要，这也是预防百病的灵丹妙药。

日常饮食生活起居要注意

每个人都希望拥有健康的身体，都明白健康在生活中的意义，所以对于人们来说，养生一直是一个常话常新的话题。关于养生自古就有"冬吃萝卜夏吃姜""春捂秋冻"等民谚，也一直在民众中拥有广泛的认知度和可行的养生之道。养生的要义是平衡，即促使人体的平衡以及外部环境的和谐。

民以食为天，饮食首先要适量清淡，《黄帝内经》中讲到，吃饭的量恰到好处补气，味道过厚伤气，吃多了伤气，味道清淡补气。老子在《道德经》里也讲道，美味食物吃过多伤胃。然后是要看身体需要和食物的属性，"性"是任何可食之物所具备的，离不开温、凉、寒、热、平五种属性。当体内凉时应该吃热性食物，体内热时吃凉性食物。在每年立秋至秋分之间由于天气燥热，辛辣之物不宜多吃，否则易引发大肠和胃燥热火气上攻，而导致耳鸣、耳聋等症。吃水果如果合适就是营养，吃得不当对身体就有害。所以气盛便干时应多吃水果，而脾胃虚便稀时不宜多吃水果。

饮酒饮茶因时因人而异。饮酒应该遵循规律，适量应为先。过量饮酒却不能及时代谢出去，就会使内脏受到损害。当立春至春分、立秋至秋分时，喝白酒易引起内脏燥热，所以要慎饮白酒。茶的一大功能是去秽气，经常喝茶可以去人身的异味，喝茶对健康很有益。不同品种的茶其性也不同，绿茶性凉，胃热的人适合喝；花茶是用茉莉花等熏制的茶叶，其性温，适量胃寒的人喝；红茶性温助消化，有助于胃凉者暖胃；乌龙茶结合红茶和绿茶的特点，属于平性。

睡觉被传统养生认为是第一大补，所以民间的俗语会说"一夜好睡，精神百倍；彻夜难睡，浑身疲惫""睡个好觉，有如吃个母鸡"，

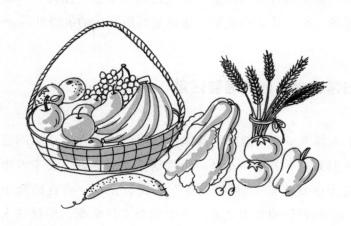

之所以睡觉有如此功效，就是老子讲的"一阴一阳之道"，晚间睡觉是养精蓄锐，休养生息；白天工作学习是能量释放，阴阳各半，缺一不可。睡觉和起床应该把握科学的时间，《黄帝内经》中第一个关于养生的原则就是必顺四时而适寒暑。只有顺应一年四季的变化，与变化的时空和谐相处，才对人们的生命健康有利，睡觉与起床也是如此。睡觉的房间也不宜太大，以聚集阳气。人睡着时身体表面会形成阳气保护层，当风把这层阳气吹散后，体内就会继续补充，循环往复掏干阳气，起床后就面色黄，头如布裹，浑身没劲。所以睡觉时一定要关好门窗，夏天再热也不宜开电扇和空调睡觉。如果天气过热，可以关卧室门，先开空调将房间吹凉后关闭空调再睡觉。

行走也要讲究辨证，神可调动气，气可调动精，应该在走路时把所有的精力都放到腿上，以灌注到腿的关节中。津液是人体中流动的水分，津比较稀薄，在肌肤之中贯穿，体温凉时走尿道，体温热时走汗道。液比较稠在人的筋骨中贯穿，起到润滑关节的作用。如果在走路时，人不把精力用在腿上，"人体的轴承"如膝关节、胯关节、踝关节得不到充足的"润滑油"，时间长久后就会把关节磨坏。

行走时也要把握好强度，人们都知道生命在于运动，但应该加上"适度"这两个字，即生命在于适度运动。走路时腿轻就走，感觉累后应该歇歇。否则就会使腿受到磨损。早晨为春，春主动；肝主动，应春，主管筋脉，所以应该把行走的时间放到早晨，早晨动能使筋脉条达。晚为冬，而冬主藏，没有储蓄就没有用钱之本，所以晚饭后不宜剧烈运动。

 体质偏颇是常见现象

《中医体质分类与判定》标准将人的体质分为平和质、气虚质、阳虚质、阴虚质、痰湿质、湿热质、血瘀质、气郁质、特禀质等 9 种基本体质类型，除了平和体质，其他 8 种体质都存在偏颇的倾向。不同的身体状况、不同的疾病风险，对应着不同的体质，同时也有不同的生活方式。

在我们日常的生活中，人们从形态上来看，有的短小精悍，有的高大威猛，有的娇小玲珑，有的五大三粗。尤其是女性更是燕瘦环肥，各有不同的体态；从皮肤上看，人们有的肤如凝脂，皮肤非常好，不用各种化妆品进行保养，就可以一年四季光泽如新。而有些却是皮肤油腻，油光满面，终年毛孔粗大，时不时地还会在脸上长痤疮，让人很是烦恼。从头发上看，有的人稀疏黄软，有的人则头发浓黑茂密。

从性格上来说，有的人心胸狭小，有的人心胸宽广；有的人比较迟钝，有的人却比较敏感；有的人内秀沉静，有的人外向开朗。从疾病方面来看，有糖尿病、高血压、精神病、癌症或者支气管哮喘等疾病，在一个家族里可能有多个患者，一般会有比较明显的家庭史。但这些病并不一定遗传，只是这个家庭共有的先天禀赋，体质遗传，使这些疾病有很高的易感性。

从治疗效果来看，治疗同样的疾病，用同样的药物会得出迥异的效果。药物效果可以在多数的病人中体现出来，但有些人却出现不适或过敏；并有个别病人会反映出药物的毒副作用，毫无疗效。所以会让医生感叹"人之所病病疾多，医之所病病方少"。这正是体质使然。

人们都喜欢在冬天吃火锅，有的人吃完火锅会浑身发热、面色红润，非常舒服，而有些人吃完火锅，第二天就会出现扁桃体发炎或牙痛，或是小便很黄、大便干结，或是脸上生很多痤疮。炎热的夏天，人们工作一家后回到家里，一般喜欢喝冰镇饮料或是吃冰镇的西瓜，有的人吃喝完后会感觉很舒服，而有些人却很敏感地拉肚子。之所以出现以上的反应，就是人体体质不同的缘故。不同体质感觉季节也不一样，通常热性体质怕热不怕冷，而寒性体质者通常怕冷不怕热，在《黄帝内经》里，这些现象叫作"能冬不能夏""能夏不能冬"。在生活中以上的现象是经常可见的，而实际上却是体质现象。所以健康与体质有着密切的关系，如果我们的健康出现问题，也就是体质出现问题，也就是体质出现明显的偏颇。

在人们身上，各种体质的表现并不是单一的，总是处在此消彼长的变化中，所以在日常生活中，不管何种体质都要注意"适寒温，避风寒；戒烟酒，调饮食；适劳逸，慎起居；舒情志，少忧烦"。

 ## 把握好体质养生的关键期

人到中年从表面上看事业有成、才华横溢、精力充沛。实际上人的机体从中年起，就开始进入某种生理衰退期，所以应该从中年起就要开始注重养生，为日后的健康生活积累资本。

神经细胞的死亡及生长发育决定着大脑的衰老速度，当神经细胞死亡时，大脑的功能会降低，而神经细胞的发育又能增强大脑的功能。要想增强大脑功能，应该一定程度上使神经细胞死亡造成大脑功能的损害得到补偿，以延缓大脑衰老的速度。平时可以多读书，多接受艺术的熏陶，保持愉悦的心态，活跃思维，锻炼大脑，促进健康。

人到中年，容易出现牙齿松动、四肢无力、慢性腰腿痛，体重下降，因缺少户外活动和体育锻炼而造成骨质密度减低以及肌肉松弛；酗酒、吸烟或者经常服用一些激素类药物，容易造成骨质疏松。所以人到中年应该注意骨质疏松的防治，纠正生活中的不良习性，并要定时补充钙、维生素 C、维生素 D，搭配好饮食结构，如牛奶、蛋黄、禽类、鱼、瘦肉中大量含有钙，新鲜的水果和蔬菜中含有大量的维生素 C，应该多摄入。要多到户外活动，让充分的紫外线促进更多的活性维生素 D 在体内合成。充足的营养加上有效的体育锻炼可以增加矿物质储量，僵硬的肌肉就会变得更加舒缓灵活，心脏功能也得以加强。并能通过锻炼双腿和上肢，预防老年骨质疏松的发生。

人到中年生活节奏快，工作压力大，睡眠的质量普遍降低，而睡眠不足容易导致早老性痴呆，人体免疫力降低，还容易导致癌症及其他老年疾病。所以人到中年不管是工作还是娱乐都应该有所节制，养成按时就寝的好习惯。适当的运动是养生的灵丹妙药，运动不仅使周身血气通畅，还会消耗多余脂肪，使新陈代谢加速。运动能保持大便通畅，使机体减少中毒的机会。而皮下多余的脂肪在有规律的运动中不断被消耗，体型就不会再变得臃肿。运动还会让人获得自身活力，显得精神饱满、年轻愉悦，还可以使心脏和心血管系统有良好的耐受力，从而降低血压。

同其他器官一样，眼睛也有一个自然衰老的过程，眼睛会随着年龄的增长而逐渐失去聚焦能力，发生晶体代谢障碍，逐渐硬化。眼睛调节作用减退，视力开始下降，并易流泪、干涩，长时间阅读后就会出现眼睛酸痛、眼睛疲劳、多视或眼前有黑影、眼睛昏花等多种老年性眼病。所以眼睛的保护应该从中年开始，一年中要留出一定的时间去海边或森林放松一下，经常做眼保健操并多转动眼球，以保证眼睛的灵活性。

日常的生活应该经常叩齿，每天定时大便并进行自我按摩，饮水要适量；平时注意戒烟和控制饮酒等。对于生命来说，人寿命长短及老年期生活质量的好坏，中年期起着举足轻重的作用，所以一定要注意这一时期的养生，让自己度过健康的老年，延年益寿。

 体质养生需阴阳平衡

中医认为正常体质的阴阳是平衡的，如果出现阴阳偏颇就是病态体质，疾病就容易缠身。而阴阳偏颇不容易纠正，严重阻碍疾病的康复。所以应该对病态体质的阴阳加以调整，使之趋于平衡。

世界万物包含着相互对立的阴阳两个方面，自然界一切事物的发生、发展、变化及消亡，都是在阴阳对立统一运动基础上形成的。所以，有"道行"的中医会依据阴阳进行诊断、治病。《素问·阴阳应象大论》中所说："阴阳者，天地之道也，万物之纲纪，变化之父母，生杀之本始"很明确地从宏观角度为我们揭示出阴阳的含意，说明阴阳是自然界的规律和法则，是万物必须遵循的准则，也是事物变化的根本所在，世间万物运化的动力。阴阳的失调是人体疾病形成的原因，所以恢复阴阳平衡成为养生治病的关键。

最初阴阳的涵义很朴素，是指阳光的向背，朝向为阳，背向为阴。后来就引申到气候的寒暖，运动状态的动静，方位的上下、左右、内外等。阴和阳之间的关系是此消彼长的，当阳气偏旺，必然会亏损阴气，而随着大自然的阴阳变化，人体的阴阳也有相应地消长交替。阴阳是互相依赖而生的，如人体功能活动（阳），需要营养物质（阴）进行滋养，而营养物质却能在功能活动下促进生成。人体的阴阳关系并不止这些，阴阳可以解释人体的任何一种生理变化，所以人体的阴阳关系非常复杂。

在中医辨证论治中，可以把阴阳学说用于说明人体的生理功能、组织结构及病理变化等。《黄帝内经》中讲道人体是各个层次的阴阳对立统一体，《素问·金匮真言论》有这样的说法："夫言人之阴阳，则外为阳，内为阴；言人身之阴阳，则背为阳，腹为阴；言人身之脏腑中阴阳，则脏者为阴，腑者为阳……故背为阳，阳中之阳，心也；背为阳，阳中之阴，肺也；腹为阴，阴中之阴，肾也；腹为阴，阴中之至阴，脾也。"由此可见，人体的每个脏，每个腑都可分出阴阳，人体的每一个层次不管是局部还是整体，或是生理功能与组织结构，都可概括成阴阳对立统一体，也就说明人体本身就是阴阳对立体的统一。

体质产生于大自然中万物的阴阳的运动，是人体各层次阴阳运动的产物，这就要求人们在日常的生活中应该顺应天气之阴阳、自然之阴阳、天地之阴阳……努力将自己生活的方方面面安排好，与天地相

"合"，与自然相"合"，与自身本质相"合"，让人体外在的、内在的各种阴阳对立关系都能达到平衡状态，使人达到健康长寿。

人们如果不懂得自然界万事万物的平衡关系，藐视阴阳平衡，又惯于鲁莽行事，无所忌讳，由性胡来，就会在叛逆自然、叛逆阴阳平衡的生活状态中，自我放纵，自掘坟墓。所以自然界的阴阳平衡关系需要引起每个人的足够重视，并要把阴阳平衡作为体质养生的宗旨，顺应体质，合理养生。

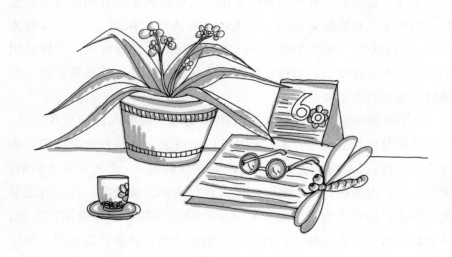

第 二 章
功 能 协 调，平 和 体 质 要 维 护

平和体质是最健康、最稳定的体质，顺其自然是其养生的原则，其最高境界是养心，平和体质要做到顺情志，调饮食、慎起居，畅情志，避邪气，在精神上要务求超脱。一定要有良好的生活习性，否则不良习性加重体质偏颇，而使疾病引上身。

神形和谐的平和体质

平和体质是最健康、最稳定的体质，也被称作"平和质"。先天禀赋良好，后天调养得当是其产生的原因。平和体质以面色红润、体态适中、脏腑功能状态强健壮实、精力充沛为主要特征，是一种最好的中医体质养生状态。平和体质占人群比例约为 32.75%，也就是三分之一左右，一般男性要多于女性，而当人们年龄越大时，平和体质就越少。

特征

平和体质体型健壮、匀称，性格开朗随和，面色、肤色润泽，目光有神，鼻色明润，味觉正常，嗅觉通利，头发稠密有光泽，精力充沛，唇色红润，耐受寒热，不易疲劳，胃口良好，睡眠安和，两便正常，舌色淡红，苔薄白，脉和有神。对外界和社会环境适应能力强，平时很少生病。

养生方法

平时要合理膳食，饮食方面应该包括主食类、蔬菜水果类、肉蛋类、豆制品、奶制品，要注意荤素搭配，避免重复同一类食品的搭配。要做到早饭宜好，午饭宜饱，晚饭宜少。睡眠要充足，对于一个人来说，三分之一的时间都在睡眠中度过，当人们处于深睡眠中，可以使人体的细胞进行自我修复，尤其是在夜间十点到凌晨三点间的睡眠能排除体内毒素，使人体功能得以恢复。

生命在于运动，适量运动对于身体各个器官的运作、代谢、营养的吸收都有不可忽视的作用。每个人每天需要半小时的运动量，最好是有氧运动。可以多练太极拳。散步也是很好的运动，一天走半个小时，既不劳累，还能起到锻炼身体的作用。所以对于上班族来说，如果提前一站下车步行到单位，应该对身体的健康非常有益。

香烟中含有上千万种化学物质，所含的大量有害物质中，致癌物质就有50多种，这些物质被烟蒂燃烧后产生的焦油物质覆盖，并在鼻腔、口腔内、咽喉部位和肺内贮存。所以吸烟已经成为致肺癌的最重要因素之一。而饮酒更容易让人得胃病和胃癌，酒能损害肝脏，造成肝硬化。年轻人正处在发育成长期，此时如果过量饮酒，不但会有

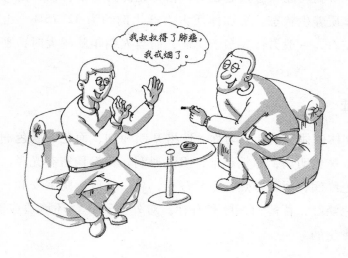

上述的害处，而且还能造成记忆力和脑力减退，肌肉无力，未老先衰以及性发育早熟。

在中医看来，烟草为秽浊辛热之物，容易生热助湿，出现咳嗽、呕恶、吐痰等。而酒性热而质湿，《本草衍义补遗》说它"湿中发热近于相火"，堪称湿热之最。如果过度饮酒就会助阳热，生痰湿，从而酿成湿热。嗜烟好酒，就容易积热生湿，也是湿热体质的重要成因，所以必须要力戒烟酒。

疾病不但会给人们的身体造成很坏的影响，而且也会威胁着人们的心理健康。当面对疾病时，应该保持健康的心理，充满信心地进行科学治疗，要信任自己的毅力，任何焦虑、沮丧都会使人们正常的生活受到影响，使饮食、作息不规律。所以应该用健康的心理面对疾病。

 习惯造就平和体质

在很大程度上，平和体质是父母所赋予的，先天禀赋是平和体质最重要的一个因素。能生在这样的家庭里当然很幸运，但是凡事可遇而不可求，自幼的家庭养育能促成和维护好平和体质。

如果父母不是平和体质，自己应该善于养生，并要特别注意教养孩子。平时要训练孩子坐有坐相，吃有吃相，东西玩完后一定要放回原处，这样能让孩子明白，做什么事都要适可而止，做事要有分寸。孩子长大后，自然就会牢记，对东西不能贪婪，吃东西不能太过，不可以恣情纵欲，不要熬夜。对于体质养生来说，一个好的习惯是非常重要的。

教育孩子时要注意"心神"的养育，让孩子有独立的个性却不偏激，保持心态的平和。在很大程度上"神"是禀性问题，俗话说"江山易改，禀性难移"，如果小时候养成躁动的习惯，就很难做到老年时静神、养神。家长要从孩子小时候就注意培养孩子良好的习惯和心态，比如有较好的自我约束力，做事有头有尾，为人平和善良等，这都是良好的禀性，也是养生的基础。哪怕仅有一点这些意向，也是可塑的养生之才。当养成习惯，形成良好的禀性，就会熟能生巧，习惯成自然。

心态、生活简单者容易促生平和体质。长寿的根本秘诀就是要回归简单，也是一种境界，一般人并不能轻易做到，但如果能明白这个道理，就可以将一些不好的心态和想法扼制掉。

"以平为期，以和为贵"是平和体质的优越之处，就像人们手中的天平，使健康的指针基本在正中的"0"刻度左右摆动，是一种最理想的体质类型。但是四时有寒热温凉，世上没有常青的树，也不会有"永动机"。如果总感觉自身体质很棒，便毫无顾忌地进行通宵达旦的工作和玩乐，白天酣睡或打莴，或慵懒安逸，或不节制饮食，就不能将这种体质长期保持下去。所以有了先天的优越，不能忘了后天的保养，才能让自己长期处于健康状态中，保持着生命的活力。平和体质者身心健康。虽然先天禀赋我们决定不了，但也不要灰心，通过后天的正确调养，也能获得健康的平和体质。

不伤不忧，平和体质应顺其自然

对于平和体质者来说，顺其自然就是其养生的原则，虽然平和体质并不一定强壮，但却有很好的身体状况，最好不要乱补。对于平和体质者来说，最好顺其自然地活着。

中国的养生分很多流派，如儒家、佛家、医家、道家等。各养生流派由于对宇宙自然生命认识有所差异，所持理念观点也有所不同。虽然方法各有侧重，但是心神呵护、德行修养是共同重视的。"形者生之具，神者生之本"，神、形的有机结合构成了生命，虽然养生应该形神俱调养，但是安神、养神却是养生的第一任务。

如果一个人与人为善、性格温和，不敏感多疑，七情适度，即便生活简单贫困，无法进入健身房，吃不到保养品，无法入住花园豪宅，享受不到优质高端的医疗资源，但也能享有良好的生命体质，尽享天年。这种顺其自然的天然养生虽然没有高成本，却是最高境界的养生。所以平和体质者最主要是安抚心神，调整心态。对于平和体质者来说，本来就有很好的禀赋，如果能做个"明白人"，就一定能将自己的体质保持好。

"大道至简"顺自然生命之道就是平和体质的养生之道，在日常生活中的诸多不良思维方式和生活习惯就是逆自然之道，如暴饮暴食、多吃膏粱厚味、饮食过多追求色香味、功利浮躁、缺少运动、嗜烟酗酒、恣情纵欲、过度治疗，依赖家电、汽车、电脑、空调，过多夜生活等。

在我们日常生活中不乏一些人一边恣情纵欲，放纵自己，在高度现代的生活中为所欲为，一边又想着追求、渴望只有在自然环境及简单生活方式下才可获得的健康、思维和良好的生命体验。头脑精神要清净，肉体感官要享受。这应该是很难的事，虽然"大隐隐于市"这样的说法存在，但从古至今能做到者有几人呢？

嵇康《养生论》中说："今以躁竞之心，涉希静之涂，意速而事迟，望近而应远，故莫能相终……善养生者则不然矣。清虚静泰，少私寡欲。知名位之伤德，故忽而不营，非欲而强禁也；识厚味之害性，故弃而弗顾，非贪而后抑也。"所以要自然、明白、坦然地养生，"欲而强禁""贪而后抑"只能是痛苦而不是养生。应该拭去心灵中躁动迷惑的灰尘，揣着一颗简单平和的心，轻装踏上体质养生的路。

对于一个健康的人来说，拥有平和的体质，一方面应该是上天的厚爱，另一方面是个人后天的修为，顺其自然地养生，让自己拥有和谐的脏腑和气血，适度的七情。

平和体质的养生智慧

养生是在深入并客观认识自然、宇宙的基础上，对人类生命的规律进行探索，研究养生技术和养生理论，让人们顺应规律。生活活动的进行要顺四时，调饮食、养精神、练形体。优化生命体验，修养德行，减少疾病，促进身心健康。

养生是一种文化，一种生命观、世界观，也是一种生活方式，而不单纯是医学问题。它不仅要追求长寿，更重要的是提高生命质量。作为中国传统文化的重要组成部分，养生体现了中华民族的生存智慧和思维特点。养生应该遵循生存之道，掌握生存之术，"道""术"的结合缺一不可。学习养生，应该有较好的中国传统文化修养。人应该在生命的全过程中进行养生，而且越早越好，如果直到老年才重养生就为时过晚，所以说养生不应是养老。说《黄帝内经》是教人不生病的书，是很有道理的，在书中有很多关于养生的教诲，"是故圣人不治已病治未病，不治已乱治未乱，此之谓也，夫病已成而后药之，乱已成而后治之，譬犹渴而穿井，斗而铸锥，不亦晚乎"最能揭示出《黄帝内经》的基本思想。由此可知，养生的过程其实就是自我完善的过程，所以自我完善在养生中就显得非常重要。

养生应该顺应天地，天时地利的变化人必须要顺应，养生只有顺着这个变化才能成功，如果违背这种规律，就会对健康有所损害。要做到顺应天地，应该遵循阴阳运行的规律，在整个生命过程中都要遵循着"阳长阴消，阴长阳消"这一阴阳不停变化的规律。子时气升，午时气开始下降，夏天的气机升得最高而冬天的气机降得最低，这个规律也要遵循。天地气化是有开有合的，春分时节，阳气开始生，天气渐渐变得暖和，这叫"天开门"；到了夏天，大自然的生发旺盛，也是人体处于最旺盛的季节；到秋分时节，大自然的气机趋于收敛，就要"入地户"；而到冬天，经过大半年的活动，应该开始保养，为来年的春天做准备。

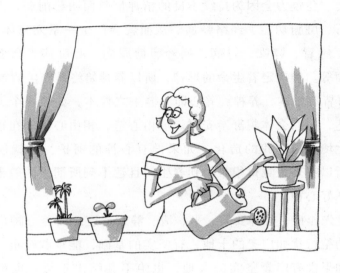

著名学者季羡林曾经说自己的养生之道是："思想上清淡，心里没负担，胃口自然好，吃进去的东西就能消化。再辅之以腿勤、手勤、脑勤，自然百病不侵了。"人生在世保持一份清淡的心态，不仅可以让自己神清气爽，也可以得到别人的敬重。庄子说过："游心于淡，合气于漠。"告诉人们应该以恬淡的姿态，通透、清净地看待生活，清淡处事，淡化自己的心情，对一些事情应该看得开、拿得起、放得下、想得透，淡然的心态会让自己心情更加开朗，所以处事清淡为最高，应该是一种很高的养生智慧。

平和体质最高境界是养心

心主神，生命体验大多数是精神情感体验，虽然生命质量的下降可能由身体病痛造成，但与生俱来的生命之苦则主要来源于精神情感体验，让生命充满痛苦，从而使生命质量下降。

《黄帝内经》说："悲哀愁忧则心动，心动则五脏六腑皆摇。"人的抵抗力、免疫力会因为持续不良的精神情感而明显削弱，严重影响气血运行、脏腑功能、经络畅通。从而就会产生一系列身体的病痛，如头痛、感冒、哮喘、胃病、痛经、糖尿病、心脏病、高血压、肝炎、肿瘤等。神决定着生命的形神，所以养神始终是养生的重点。

凡事皆有根本，养神、养心即为养生之根本，如果一个人能心神安怡旷达，必然会体貌舒泰安详。境由心造，相由心生。在很大程度上，人生境遇是自我的造化。如果没有心神的呵护，也就谈不上养生。之所以很多人觉得很难做到养生，且达不到所期盼的效果，就是没有安抚好心神。

养生先养神，心神要安、平、清、静、适度。而养心神应先修德行，好的德行犹如广袤的土地，有坚实的基础，能承载轻重，可孕育万物。如果没有广袤坚实的大地，也绝不会结出正果。也难以做到安、平、清、静、适度。承载生命也会显得牵强。所以必以"厚德"方可承载。厚德载术、厚德载物、厚德养生、厚德载福。以德润身，有大德必能得大寿。所以养生养德，并无二术。

晋代葛洪在《抱朴子内篇·微旨》中说："欲求长生者，必欲积善立功，慈心于物，恕己及人，仁逮昆虫，乐人之吉，愍民之苦，周人之急，救人之穷，手不伤生，口不劝祸，见人之得如己之得，见从之失如己之失，不自贵，不自誉，不嫉妒胜己，不佞谄阴贼，如此乃为有德。"

不管采取什么样的方法，应该循序渐进、循规蹈矩，切不可拔苗助长，更不能企盼一蹴而就，由于养生本来就是一个漫长而复杂的过程，最终养生的目的不是缩短这个过程，而是使这个过程得以延长，所以不能使这个过程简化，应该寻觅适合自我的修炼项目和过程。要耐心地实践、品味、体会、经历、完成和享受一个日积月累、循环往复的过程，并从中寻找和收获充实、平安、健康、怡悦、欢乐和长寿。

通过养心为自己获得一个健全的体魄、饱满的精神，顺应天时，将身持正，傲立于天地之间，采日月之精华，内外双修，炼浩然正气，守常不移，达到体完神足，让生命生生不息地延续。

中医养生之道

中医所依循的养生之道应该是老子的"人法地，天法人，道法自然"的思想，其实"法"字意义极深，以养生来说，告诉人们养生不能违背生命活动的规律，应该顺从自然，把握、了解自然界及人体生命活动的规律，并在养生活动中遵循这些客观规律。《素问·四气调神大论》中就说："逆之则灾害生，从之则苛疾不起，是谓得道。"

养生的实践要基于对生命活动规律的认识而展开，达到健康长寿的目的，时下的人们总会这样认为，三十年前命换钱，三十年后钱换命。总认为只有等到老年后才要养生，但这是一种误解。养生是对生命的保养，这种行为活动应该贯穿于出生前、出生后、病前、病中、病后等全部生命过程。

《增补遵生八笺》中提到："养生大要，一曰啬神，二曰爱气，三曰养形，四曰引导，五曰言语，六曰饮食，七曰房室，八曰反俗，九曰医药，十曰禁忌。"由此可见，养生也基本上应该从起居、物质、精神三方面入手。

精神之要，在于法一。《吕氏春秋·情欲》说："人与天地也同，万物之形虽异，其情一体也，故古之治身与天下者，必法天地也。"应该做到法一、抱一、守一，这也是老庄思想中最关键的养生之道。《庄子》论养生也说："卫生之经，能抱一乎？能勿失乎？"又说"天地有官，阴阳有藏，慎守女身，物将自壮，我守其一，以处其和。"后来这种思想就成为道家养生的最高指导原则，《庄子·在宥》云：

"人大喜，邪毗于阳；大怒，邪毗于阴。"怒喜悲思忧恐惊，五志七情过极均对养生有害，所以应该持清净心，才可以"无视无听，抱神以静"。

饮食是人安身根本，前人十分重视饮食养生。《素问·脏气法时论》曰："五谷为养，五果为助，五畜为益，五菜为充，气味合而服之，以补神益气。""五"在这里涵盖了自然界赐予人类的一切谷物，果品、蔬菜、牲畜。食这些食物可以达到强身健体，"合而服之"是指饮食要谨慎，不能偏颇，中医食疗"杂合以养"的理论，要求人们用杂合类食物的营养来维护健康，也就是现代所说的营养均衡。饮食要有质和量，有节制的饮食能延年益寿，如果不当就会对生命造成损害。

古人在养生中很重视起居。《素问·生气通天论》中说："起居如惊，神气乃浮。"清代名医张隐庵也说："起居有常，养其神也；烦劳则张，精绝，不妄作劳，养其精也……能调养其神气，故能与形俱存，而尽终其天年"。所以正常的起居能调养神气，让人面色红润、精力充沛、目光炯炯、神采奕奕。否则就会神气衰败，面色无华，精神萎靡，目光呆滞无神。天有四时气候的不同变化，地上有万物长生收藏的规律，人体当然也不会例外，起居调摄要重四时合序。四时有序是预防疾病、保持健康的要诀。昼为阳，夜为阴，阴阳消长，周而复始，顺应自然，才能使身体健康。所以不仅要做到四时应合序，也要做到昼夜有规律。适度的运动对健康有积极的作用，在实践中，古人摸索出如按摩、气功、八卦掌、太极拳、五禽戏等运动方式，能强身延年。

养生之道在神，在形，在生生之和，所以要顺情志，调饮食、慎起居，畅情志，避邪气，在精神上要务求超脱，在起居动静方面要有节度，在衣食方面要适当调度，只有各方面都做得到位，才能真正做好自己的养生。

饮食营养均衡让你的体质一直平和

膳食应该含有人体的各种营养成分，要做到含量适当，以满足身体全面的需要。能够促进个体生长发育并维持正常生理功能的膳食称为"均衡膳食"。

营养的平衡需要科学搭配食物，并按比例分配到一日三餐中，要改变现实中动物蛋白多，高脂肪，少主食、少蔬菜的饮食结构。在每日膳食中粮食类食物最好达到三种以上，包括米、面、杂粮等。动物性食品要多食些肉、蛋、鱼、禽、乳类等；蔬菜的摄入量也要丰富，多食些包括根、叶、茎、花、果实以及藻类、蕈类等各种蔬菜。大豆及其制品也不可缺少，包括腐竹、豆腐、豆腐皮等；还要多食用新鲜水果当然还要包括坚果类。

饮食的平衡肯定是多样化的，这样才能避免因营养不良引起的身体虚弱，需要遵守一定的规则。每餐吃一些水果，食用含有淀粉的食物，但不要过量，面点、米饭、面包、干菜最好是粗制，这样能含有大量的维生素、纤维和矿物质盐。每天膳食中应该有一些鱼、肉或者蛋，最好有奶制品。身体能量的主要来源是糖分和碳水化合物，人们所有的器官运行，尤其是大脑需要消耗糖分，所以应该有 50%~55% 的糖分对体能进行补充。由于复合糖不会很快被身体消耗，对补充人体所需要的能量更有利，可以长时间补充能量。面食、干菜等都含有丰富的复合糖。

维生素 C 具有抗疲劳的功效，而且它还有助于增强免疫功能，并有助于保持认识活动。柑橘类水果如柠檬、橙、柚子等，红色水果如覆盆子、草莓及猕猴桃等，一些蔬菜如西红柿、青椒、白菜、香芹等，都含有大量的维生素 C。正常的大脑工作需要多种矿物质和维生素，维生素 C 和维生素 B 族维生素，对于维持人体的体力和智力都很重要。在人体发育以及神经系统运行中，叶酸是不可缺少的维生素，对提高学习能力和记忆能力很有利。绿色蔬菜如莴苣、菠菜、野苣等，以及草莓和甜瓜等水果都含有很高的叶酸。

在做完体力和脑力活动之后，为快速补充营养及能量，可以嚼一些果干或干果，所以不要忘了经常在书包里放一些杏仁、杏干或榛子等，以备不时之需。牛奶能提供丰富的钙，而强健骨骼最重要的元素是钙，所以最好每天食用一种乳制品。如果失眠时，应该喝一杯温热的牛奶，它的色氨酸能促使形成 5-羟色胺，是可以协助大脑调节睡眠的物质。

 导致平和体质偏颇的因素

中国传统医学创造了体质这个独特的理论概念，并分为九种体质，平和体质是人体最健康、最好的体质，但受先天遗传和后天环境影响，平和体质也会由于一些因素，而转化为偏颇体质。

1. 祖辈遗传　一是与几代人的遗传背景有直接的关系；二是同父母生育时的身体状况有关，三是隔代遗传。

2. 年龄因素　随着年龄的增长，体质是可以变化的，但随着时间的推移，结合个人的修为，每个人体质寒热虚实会出现此长彼消，此消彼长的变化。少年时期稚阴稚阳，青壮年时期壮阴壮阳、老年时期衰阴衰阳。

3. 营养过剩　当人们所食食物营养过剩，摄入能量过多，就会储存大量的水谷，如果不能使这些水谷充分利用，就无法转化成气血，从而产生大量的痰湿，造成痰湿体质。水谷物质进入人体后，要靠元气鼓动才可以被吸收消化，并转化为人体所需要的气血精微和津液。这个过程要消耗元气，真阳之气过多消耗容易全身无力、肥胖，从而形成阳虚、气虚体质。在形成痰湿和消耗先天肾阳的同时，也会伤及脾胃。中医认为肾为先天之本，脾为后天之本，病理体质的形成是因为先天与后天均受到侵害，从而导致疾病的发生，甚至危及生命。

4. 饮食搭配不当或偏食　长期过分节食、饥饿容易造成水谷不足、营养不良，从而使气血亏损，形成血虚、气虚、阳虚，甚至会形成气血两亏，阴阳两虚等虚弱体质。

5. 不良饮食习惯　如果长期吃辛辣刺激食物或是食用过多厚腻肥甘之品，会促生和加重湿热体质，在晚上吃大肉，我们体内的阳气也会受到消耗。夜晚阳气应该潜藏，不应该在这个时候被调动起来消化食物，所以最好不要在晚上吃大肉。

6. 不吃早餐　如果在早上不吃早餐，就会使肝胆的疏泄功能受到影响。肝胆主人体的气机舒畅，如果长期气机不畅，就会形成偏颇体质。而且脾胃功能也会受到影响，无法将水谷转化成气血，却转化成痰湿，从而形成痰湿体质。

7. 经常熬夜，过度劳累　肝胆的功能会因经常熬夜而受到影响，从而使阳气受到损伤。而过度的劳累会促生或加重虚性体质，从外形上看，这类人体格非常健壮，但是外强中干。由于所有的发力都是靠气进行推动，如果长期过多发力，元气就会受到损伤，形成气虚体质。

8. 环境的影响　长期生活在气温偏高的地区或有较高温度的工作环境，容易使阳气躁动，形成一种阳热的体质；而夏天空调、冬天暖气使人体与自然环境越来越疏远，如果四季不分明，人体无法适应春生、夏长、秋收、冬藏的规律，应该在夏天出汗，人体却不出汗，就会容易形成积滞、痰湿；本应该在冬天收藏，不收藏就会使人体出现能量不足，从而形成虚性体质。

不良习性加重体质偏颇

人一生中很容易得病，中医说"久病及肾""久病入络"，说明长时间生病会导致肾气亏损，也会使经络不畅通，如果不通就会伤害到身体，时间长久后必会使元气受到伤害，体质受疾病的影响很大，尤其是一些慢性病。

很多情况下，疾病与不良的体质总会纠缠在一起，所以体制受着疾病的制约，疾病又受体质的改变而发生和发展，二者相互依存，却又对立发展，保持好体质能对疾病起到预防的作用，而疾病的积极治疗可以使体质得以平衡。

春生夏长是一个能量消耗的过程，尤其是夏天，人们称之为"苦夏"，无病三分虚，也必然存在消耗。就好比是为人体彻底打扫一遍卫生，以清理人体内的垃圾。人们的食欲会随着秋天气温的下降而逐渐增加，夏天消耗秋天补，是自然规律，也是天道。但如果人们总是生活在空调的环境中，从 30 多度的室外环境到 20 多度的室内，温差是极大的，使人体的消耗不能有效进行，如果到秋冬进补时，易在体内滞积痰湿，就容易形成痰湿体质，而且人体体质会因为空调所致的外部寒邪入侵而发生变化。

除了空调，现代化文明的产物如汽车、电脑也会导致人体体质的偏颇。当人们开汽车、用电脑时，颈肩肌肉总处于紧张状态，下肢不动、含胸驼背，容易促生或加重痰湿、血瘀、湿热、气郁等瘀滞性体质，从而引发许多难治的疾病，长此以往也是很可怕的，容易让人处于面色萎黄，身体倦怠的亚健康状态。

生活过于安逸，或是因为过于贪婪而欲望难平，或是过度担心财富损失而劳心神都容易导致人的体质失去平衡，使疾病丛生。所以生活贪图安逸、养尊处优的人应该多运动，少吃，多修心，少享"福"，要根据个人体质。平静规律地进行生活，远离疾病，让自己的体质朝着健康方向发展。

《黄帝内经》中有"久视伤血，久卧伤气，久坐伤肉，久立伤骨，久行伤筋"的五劳所伤之说。所以身体的各功能会由于劳累过度而受到伤害，如果调节不好，就会导致人体阴阳失衡，使人体体质容易失去平衡。现代人的夜生活普遍增多，每天有更多的夜间加班、学习、娱乐等。而这种违背自然规律的行为损伤人体的程度最大，久而久之使人体阴阳失衡，人的健康就会受到损害，甚至会发生癌症。所以要合理作息，不要过逸也不能过劳，应该顺其自然，达到天人合一的生活状态。

五脏会受到人的情志活动的影响，其中喜气易导致心气涣散不收，神不守舍而伤心；怒气易伤肝，导致肝气上逆，而头胀头痛；惊易伤心，导致心气紊乱，心无所倚；忧、思则易伤脾，使脾气郁结；悲易伤肺，导致肺气消耗，气短乏力；恐易伤肾，导致肾气下陷，肾气不固。所以任何太过的情绪都能对身体产生不良的后果。"太过""不及"均会让人致病。

第 三 章
火力不足，阳虚体质需温阳

　　人体的脏腑功能失调，易出现体内阳气不足，阳虚生寒。女性阳虚体质者多出现月经紊乱，男性阳虚体质者多易出现性功能减退。阳虚体质者日常饮食以温性为主，平时要注意保暖，四季养生要注意夏勿贪凉，冬宜温补。

中医眼中的阳虚体质

　　当人体的脏腑功能失调时，易出现体内阳气不足，阳虚生寒，常表现为气息微弱、体倦嗜卧、面色苍白、全身无力、畏寒肢冷或肢体有水肿，舌淡、苔白，舌体胖嫩边有齿痕，脉沉无力，即为阳虚体质。多数是由于先天禀赋不足，食过凉之品、加之寒邪外侵、房事不节、忧思过极、久病之后而形成。

病因

　　先天禀赋不足，原因父母为阳虚体质。或父母婚育年龄太大，孕期吃了太多寒凉食物等。日常生活中过多饮用冷饮和凉茶；夏季离空调过近，进入冬季还习惯光脚穿鞋或拖鞋，穿衣戴帽要风度不要温度；生活无度，纵欲恣情过度、熬夜，总是超过23点也不睡觉；汗出当风，总是在大汗淋漓后吹风，甚至洗冷水澡，长期大量运动或喜欢桑拿，过度出汗。久病损伤阳气，长期、大量用抗生素、利尿剂、激素类、清热解毒中药等药物。脏腑功能受到损伤，是阳虚体质发病的原因。"阳消阴长"，生里寒，使阴寒之气偏盛，表现为体内阳气不足，机体失去温煦，蒸腾、推动作用减退，甚至出现水液停留。

具体症状

阳虚体质发病时，常出现的情况是气息微弱、面色苍白、畏寒肢冷或有肢体水肿、体倦嗜卧或舌淡胖嫩边有齿痕，脉沉微无力，同时各脏腑的相应病变而出现不同症状，以脾、肾、心虚最常见。怕冷，尤其是背、腹部。到冬天手冷过肘，足冷过膝；易患脚跟、腰腿疼痛，下肢易肿胀、低血压、头晕、心悸气短、痰饮、泄泻等病。耐夏不耐冬，易感风、湿、寒邪。

调理

阳气虚弱者应该适当多吃一些壮阳温肾的食物，可以选用鸡肉、猪肚、麻雀肉、鹿肉、带鱼、鲍鱼、海参、黄鳝、虾、韭菜、南瓜、辣椒、八角、胡椒、姜、桂皮、花椒、茴香、刀豆、栗子、核桃、糯米、黑米、小米等。这些食物都有温阳助阳的功效，可以适量常吃，以强壮体质、补五脏、添髓。要有良好的饮食习惯，即便盛夏也不要食过多寒凉之品，并可以选用对自己适合的药膳进行调养。

补阳的中药有很多，常用于保健的中药，可以选用海狗肾、鹿茸、补骨脂、肉苁蓉、菟丝子、沙苑子、杜仲、芡实、仙茅、怀牛膝、覆盆子、丁香、仙灵脾等，也可以选用对自己适合的补阳保健药方。

阳虚者有较差的适应寒暑变化能力，严冬时应该避寒就温，相应地采取一些保健措施，也可以遵照"春夏养阳"的原则，春夏季节从注意饮食、药物等方面入手。也可以坚持做日光浴或空气浴，适合住坐北朝南的房子，不要因贪凉而在室外露宿或睡在温差变化大的房子里，以免受风寒而患病。运动时要根据体力强弱，选择对自己适合的项目，如慢跑、散步、五禽戏、八段锦、太极拳及各种球类运动。

阳虚体质的具体症状

阳虚体质的具体症状是阳气不足，手足不温、畏寒怕冷，平时手脚发凉，腰部、腹部或膝部怕冷，冬天耐受不了寒冷，夏天耐受不了空调冷气，吃凉的东西感到不舒服，喜欢进食热烫之饮食，面色淡白无华，形体白胖，四肢倦怠，平素怕寒，小便清长，大便时稀，常自汗。

脾胃功能的异常，是阳虚体质者易出现的现象，表现为畏惧寒凉食物，稍食用就会胃痛，平时易出现腹泻、腹胀、消化不良，或有堵塞感，或反酸、呃逆等。

女性阳虚多出现月经紊乱，可有月经延期，或月经量少，或剧烈的痛经，或月经颜色发黑，或血崩。当女性身体的阳气不足，气血运行也会不畅，甚至会凝滞不行，出现一系列宫寒的征象，表现为激素分泌含量的下降、排卵障碍或卵泡发育不良；或宫缩无力，致使子宫内膜脱落不彻底；或子宫供血不足，从而导致子宫内膜厚度偏薄等问题。女性阳虚气虚、寒气内盛还常出现大量清稀的带下。当人体内阳气充足时，子宫内膜会按时彻底地脱落，而不留残余物。但是寒气内盛、阳气虚、寒重，则以带下的方式向外排泄。往往这类病人会同时出现月经色黑、量少、月经期延后等症状。

男性阳虚体质者多数易出现性功能减退，甚至在 30 岁就出现阳痿、早泄等，伴有腰膝酸软、疲劳、脱发、精力不足、失眠等征象。男性阳痿多数属于肾阳虚所致。

《内经》认为"腰为肾之府"，肾阳充足与否能通过腰感觉出来。大多肾阳虚的病人会有腰部酸软或腰部发凉、腰痛欲折的症状，尤其是在女性月经期比较明显。

人体阳经汇聚的部位在背部，人体的督脉统率阳气，其行于背部脊柱之内，足太阴也在脊柱的两侧分布，人体上为阳，下为阴；体表为阳，内脏为阴。阳气开始亏虚应该先从背部发凉表现出来。如果夜间背上冷汗淋漓，或感觉背部如负冰块一般，就是阳气已经大虚的征象，当这个症状出现时，往往身体已经出现很多部位寒凉症状，如手足关节疼痛、胃痛、失眠、心悸等。当阳气虚，无法使周身温养，就容易出现四肢小关节疼痛，这种疼痛表现为平时有轻度症状，在天气寒冷或触及冷水后加重。

正常人体阳气循环是白天行于表，行于经，晚上行于里，行于五脏。行于表则人精力充沛、精神爽慧；行于脏，人则进入睡眠状态。当阳气极度虚弱时，正常的循行不能维系，就会出现白天精神疲惫、委顿，晚间烦躁不安而难以入睡。所以如果失眠伴随手足发凉等症状，很多情况下是阳气极度亏虚的表现。

过敏性鼻炎也能通过阳虚者表现出来，当天气稍有变凉，或早晨起床后一开窗或一出门，只要吹下凉风，就会出现类似感冒的症状，如打喷嚏、鼻塞、流清涕等。并有发展成慢性病变的可能，如息肉内生、鼻翼肥厚等，严重时能发展为哮喘。由于肺开窍于鼻，这种过敏性鼻炎可以通过温补肺阳得到很好改善。

阳虚体质饮食注意事项

阳虚体质与寒性体质接近，有寒象，为阳气不足，表现为四肢冰冷，疲倦怕冷，少气懒言，唇色苍白，嗜睡乏力，女性白带清稀、男性遗精，排尿次数频繁，易腹泻，性欲衰退等。阳虚体质者平素手足不温，畏冷，易出汗，喜热饮食、睡眠偏多，精神不振。

阳虚体质者日常饮食应以温性为主，并要考虑有针对性地配合补气食物，以保护脾胃，增加身体的抵抗力。阳虚体质平时要多吃甘温的食物，忌食生冷、辛辣不易消化的食物。阳虚体质者适宜吃核桃仁，可以将核桃仁煮粥。食物要多样化，营养搭配合理，不偏食，饮食要有规律，严禁暴饮暴食。

进补时，阳虚体质者应该遵循温补、轻补的原则，宜多食富含铁的食物，如猪血、猪肝、瘦肉、豆类、奶制品、大米、绿叶蔬菜、苹果等。适当补充酸性食物可以有利于对铁剂的吸收，宜多吃咸的食物如栗子、豆类、猪肉、墨鱼、虾等。脾胃阳虚者可以在大餐后吃些萝卜青菜来搭配，防止内蕴虚火。

阳虚体质者在温阳时应该注意养阴，在吃温性中药时，比如在吃冬虫夏草时应该配些滋阴药物，如枸杞、山药等，进补时应该兼顾好脾胃。如果舌苔很腻，说明消化不好，肠胃功能负担重。此时应该先把肠胃调理好，再进补。阳虚体质偏脾阳虚者，可选用理中汤；偏心阳虚者，宜用桂枝加附子汤；偏肾阳虚者宜服用金匮肾气丸。

多饮茶可以补充维生素 B_{12}、叶酸，对巨细胞贫血的治疗很有利。但茶不利于人体对铁剂的吸收，所以饮茶对缺铁性贫血不利。调理阳虚宜选用补阳的茶材，如肉桂、花生、冬虫夏草等，但不宜用白茅根、车前草、苦茶、冬瓜、金银花、蒲公英等。而且绿豆、蚕豆、田螺、西瓜、黄瓜、芹菜、绿茶、冷冻饮料也不宜多用。《云笈七签》"勿食新姜，食之成痼疾。勿食小蒜，伤神损寿，魂魄不安。勿食蓼子。勿以猪肝同饴食，冬成嗽病，经年不瘥。勿食雉（野鸡）肉，损人神气。勿食犬肉，伤人神气。勿食霜下瓜，冬发翻胃。勿食葵菜，令食不消化。"

由于蟹性寒，怕冷、阳虚体质的人不能多食，在食用时不要忘记搭配紫苏叶和醋汁。牛肉味甘补脾，但不适合在霜降时多吃，以免助脾气克制肾气；羊肉应该在小雪时食用，并要少吃，可以用萝卜、甘蔗汁进行搭配烹饪，以减少羊肉的火气。对于梨子、柚子等凉性水果，阳虚体质者可搭配肉食食用。

调养离不开运动和好的居住环境

阳虚体质在所有的体质类型中所占的比例最大，其基本特征是怕冷、手脚发凉。而且在所有的体质中，阳虚体质也是导致疾病最多的体质类型。由于机体阳气不足，阳虚体质的人在四季变化中能耐受得了春夏，却不能耐受秋冬。觉得在秋冬季节特别难熬。所以遇到这样的季节阳虚体质者就应该适当多穿些衣服，尽量吃温热的食物，来养护阳气。

阳虚体质者切不能露宿在室外，不要让电扇直吹着睡眠，在有空调设备的房间里，应该注意不能使室内外的温差过大，并要避免在树荫下、水亭中及过堂风很大的过道中久停。如果只图一时之快，而在夏季不注意防寒，就会容易造成面瘫或手足麻木等中医所谓的"风痹"病的发生。

要注意对腹部、腰部、小腹部保暖，特别要注意腿和脚的保暖。每晚要搓后腰、烫脚，远离空调，尤其出汗时，更不能用电扇、空调对身体直吹凉风。空调能使毛孔紧缩，使汗液不易排出，从而体内湿邪堆积，造成阳气虚衰。要拒绝熬夜，以避免阴气过盛而使阳气受到损耗。子夜是养阳的最佳时间，睡觉的时间不能晚于23点。阳虚体质者不宜在潮湿、阴暗、寒冷的环境下长期生活和工作，居住的环境以温暖、阳光充足为宜，白天要保持一定的活动量，避免打盹瞌睡，睡觉前尽量不要饮水，睡前应该排净小便。

运动能让人思想单纯向上，忘掉不快，是很好的舒缓之道。动则为阳，静则为阴，越是不动，越容易阳虚，所以要多散步少坐车，让身体运动起来。空气浴、日光浴是较好的强身壮阳之法，可以选择练习八段锦，完成整套动作后再将"五劳七伤往后瞧"和"两手攀足固肾腰"加做1~3遍。

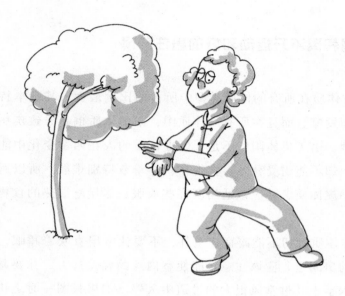

平时忙忙碌碌的都市人闲着时候喜欢呆在家里、睡懒觉，这不利于养生，应该在太阳升起时进行运动，以帮助体内阳气的提升。这不但可以解决四肢冰凉的问题，而且会使身体的各个脏腑功能如脾胃运化、血气流动等。所以多在阳光充足的环境下，适当地进行舒缓柔和的户外活动是很有益的。

加强体育锻炼，春夏秋冬坚持不懈地做下去，每天进行 1~2 次。可以根据体力的强弱而决定具体的项目，如慢跑、散步、八段锦、五禽戏、太极拳、内养操、工间操、各种舞蹈活动和球类活动等。气功方面要坚持做站桩功、长寿功、保健功、强健功。经常进行腹式呼吸，也就是深呼吸，具体做法是用腹部呼吸，使气沉丹田，令阳气下潜，固定心神。

不宜在夏天做过分剧烈的运动，以免大汗淋漓而使阳气受损。也要避免在冬天的大雾、大风、大雪、大寒及空气污染的环境里锻炼，以免因感受寒湿之邪而使阳气受到损伤。要多选择温和的运动，最好在户外阳光下做有氧锻炼，其特点是有节奏、强度低，能够持续较长时间。常见的有氧运动项目有：骑自行车、打太极拳、慢跑、步行、健身舞、韵律操、瑜伽等。

四季养生：夏勿贪凉，冬宜温补

对于阳虚体质者来说，要遵循不伤阳气、温化水湿、畅通气血的养生原则。中医主张四季的养生原则是春养肝，夏养心，秋养肺，冬养肾，春夏养阳，秋冬养阴。所以阳虚体质者，在四季养生中更应该夏勿贪凉，冬宜温补。

阳虚体质者自然环境适应能力较差，对季节的更替很难适应，尤其是不耐严冬。阳虚体质者尤其惧寒冷，所以在寒冷的冬季应该少出门，保证室内达到舒适的温度，多加衣被，尤其要注意腰部以及下肢部的保暖。饮食要以温热滋补之品为主，可以少量饮用壮阳药酒和白酒以驱散寒邪；冬季要坚持运动，以保持身体的活力，也可从事适当的体力劳动。但要注意 以室内活动为主，活动量以微微出汗、身暖为度。

春季养生的重点是养阳，次为养阴。春季是阳气升发的季节，阳虚体质者要注重保护萌生的阳气，顺应时节而养生。使阳气在体内逐渐充沛旺盛，春应于肝，肝喜条达；使气血润畅、精神愉快，这些原则主要从强肝着手。所以养肝、强肝、利肝的养生方法都可以成为在春季养生的主要内容。万物始发于春季之时，也是细胞活跃之际，在春季，细胞的核心物质——核酸活性较高，也需要很大的量，所以春季补的根本就是给人体补充"核酸"，海产品、瘦肉、豆制品、蘑菇等含核酸较多，应该在春季补充这类食物，对养生会很有利。随证而施，也可以用一些中药来预防疾病的发生。

夏季养生的原则是养阳、养心、养神。在炎热的夏季，既应该防暑也要防凉。大汗损心、伤阳，所以应该在夏季注意室内通风，多饮水。过凉伤阳，所以不要过多饮用凉水，否则就会致瘀血性头痛。阳虚体质者在夏日大都可以耐受高温，所以要避免电风扇、空调的直吹，夏夜要慎用凉席，睡觉时要着衣被，以防止夏夜因寒风而伤阳。户外活动时要避开酷日照射，避免大渴大汗，饮食要清淡。

秋季寒凉，要及时增加衣被，饮食宜时补。在此时，阳虚体质者不宜吃性偏寒的香蕉以及任何存在冰箱内的水果。秋季饮食要以温阳为主并需要"补水"，可以吃木瓜、桃子、杨桃。阳虚体质者还可以吃橘子、火龙果，但切忌妄食生冷，注意固护脾胃以存阳气。由于秋季气候凉燥，除了注意服用温补食物，也要兼顾滋阴，入冬天冷之前适当多做户外运动，为入冬打下良好的身体基础。

严寒的冬季易伤及筋骨关节、肾阳，所以阳虚体质者在冬季易出现老寒腿发作、周身关节疼痛、夜尿明显增多等现象。可以在冬至、三九天进食狗肉、牛肉、鹿肉、羊肉或者金匮肾气丸、腰健肾丸。北方寒冷地区的老年人用狗皮褥子比用电热毯更好些，高血压、失眠患者如果是阳虚体质者，用电热毯常会出现口干口苦。

特别注意，通常阳虚体质者在冬夏两季容易出问题。由于在炎热的夏季，人们总是身不由己地处于空调的环境中，虽然夏季炎热，但并不意味着人体阳气绝对旺盛。而是相对外强中干，阳气在肌肤表面浮盛却在内脏相对空虚，再加上腠理疏松，所以相比于其他季节更容易使阳气受到伤害。即便如此，也不能在夏季保暖大补，只要做到不贪凉饮冷，少在空调环境里呆就可以。可以在夏至、三伏天适当进食鸡肉、羊肉等温补之品。

我们体内的小太阳

人体作为一个小宇宙，在体内有自己的小太阳，为机体健康、青春散发着"振奋"精神、"蒸腾"水液活力之源的阳气。只有有了阳气的"温煦"，机体才会暖和，才维持正常的体温。

如果机体没有阳气，就像地球失去太阳一样，失去阳气的"温煦"就易产生寒象，也是为什么人死之时，身体冰冷的原因，就是阳气不存在了。阳气"温煦"功能的强弱，通过对身边人的观察就能发现。阳气"温煦"功能强者，在别人穿两三件衣服时，他可以只穿一件。如果是阳气虚，体内有寒，在寒冷时就会有一些反应，喜欢吃热而不能吃凉。

阳气能使精神"振奋"，大自然中，气候温暖、日照充足的地方，动植物活力强，而日照时间短、天寒地冻之处就生机不足。动物冬眠、植物枯萎。人同样如此，有的人活力十足，精力充沛，而有的人却精神萎靡，甚至懒得说话。这些都与阳气"振奋"作用分不开。

阳气具有"蒸腾"水液的作用，并促进水液代谢，所以只有阳气正常运行，才能使水液"得温而行"。如果机体阳气不足，就会没有力气蒸化水液，大便就会总是稀，小便又清又长。当阳气虚时，没有力量鼓动机体水液代谢，在脉象、舌象上易出现一些相应的表现。阳气虚而不能化解体内的水湿，就会感觉口淡，吃什么也没有味道，并且不口渴也不爱喝水。

当人体出现心阳不足时，会出现胸部发凉、胸闷气短、胸痛、唇舌青瘀、手足寒凉等症状；如果肝阳不足就会容易疲劳，多表现出精神萎靡不振且脾气暴躁；如果肺阳不足，会出现气短乏力、气喘、气短、夜间咳嗽等症状，且容易悲观失望；如果肾阳不足就会没有精神，易烦躁，面色发暗，性功能低下，性欲不强，夜尿多，还会有腰以下发凉的症状；如果脾阳不足，多消化不良、食欲减退，易腹胀、腹泻，且比常人更易肥胖。

阳虚体质寒，应该表现在三个方面：第一种是卫阳不足，表现为身体怕风、怕冷、四肢怕冷，甚至出现腰背怕冷等一系列寒的现象；第二种是中焦虚寒，表现为胃部怕冷，一吃寒凉的东西就腹泻；第三种是下焦虚寒，主要表现在臀部怕冷、腰部怕冷、生殖器怕冷等。还有当风一吹，小肚子马上就疼而不舒服。

　　人体的阳气需要调和才能发挥它的防护功能，否则就会使病邪侵入。《黄帝内经·素问·生气通天论》里还谈到"阴者藏精而起亟也，阳者卫外而为固也"，由此可见，阳气是人体抵御外邪的力量，中医又称之为"卫阳"，阳气仿佛是人体的卫兵，它们在肌肤表层分布，负责保卫人体的安全，抵制一切外邪。所以人体的根本是阳气，养生保健的根本也是护阳。

 ## 阳虚体质者的中医养生

　　在我们的身体器官中，肾脏是储藏阳气的地方，所以阳虚者应该补肾阳。经络穴位一直是中医养生的精髓，对于阳虚者来说，通过经络按摩可以有效改善体质。我们先来说一下穴位按摩，主要讲气海、足三里、涌泉三个比较熟悉的、易找的穴位。

气海

　　气海穴位于腹部下面，前正中线上，脐中下 1.5 寸。找穴位时可以仰卧，直线连接肚脐与耻骨上方将其十等分，气海穴位于肚脐开始十分之三的位置上。可以每天用大拇指或中指按压该穴位一次，每次按压 15 分钟，每分钟按压 15 次。

足三里

　　从下往上触摸小腿外侧，左膝盖骨下能摸到凸块，由此再往外，斜下方一点之处，还有另一块凸块，以这两块凸骨连接成线，以此线为底过朝下方做一正三角形，这个正三角形的顶点就是足三里穴。每天可以用大拇指或中指按压足三里一次，每次按压 10 分钟，每分钟按压 20 次，如果使用艾灸时，可以让艾条温度稍高点，使局部皮肤发红，艾条缓慢沿足三里穴位上下移动，但不要烧伤到局部的皮肤。

涌泉

涌泉穴是人体足底穴位，位于足前部凹陷处二三趾趾缝纹头端与足跟连线的前三分之一处，是全身腧穴的最下部，也是肾经的首穴。我国现存最早的医学著作《黄帝内经》中说："肾出于涌泉，涌泉者足心也。"其意思为，肾经之气犹如源泉之水，来源于足下，涌出而使周身四肢各处得于灌溉，所以在人体养生、防病、治病、保健等方面，涌泉穴显示着重要的作用。取穴时可以采用正坐或仰卧、跷足的姿势，每天可以用大拇指或中指按压涌泉穴 10 分钟，每分钟按压 20 次。

阳虚体质者可以晨起前在被窝里做些按摩的功夫，如搅舌、叩齿、搓鼻、搓腰、搓手洗面，再起床做些简单的瑜伽类的拉伸动作。脚是人体的第二心脏，可以进行适当的足疗。睡前用热水洗脚或对足部的穴位进行刺激，能促进气血的运行，疏通全身经络，驱除寒气，从而增强身体抵抗力和免疫力。可以用 40～50 度的热水洗脚，浸泡 15 分钟，并同时进行缓慢按摩，直到出现发热感。如果在水中加入杜仲、阳起石、续断、菟丝子会有更好的效果。神阙、气海、关元、中极等穴位都可以揉推，也可以用艾灸烤足三里、关元、气海、命门这些穴位。

经络调养

1. 阳虚体质的经络养生以任脉的神阙、气海、关元、中极，督脉的百会、命门，背部膀胱经的肾俞等穴位，进行艾灸，可以祛湿补阳气。

2. 两腿开立，两臂自然下垂，双手半握拳，有节奏地对腰骶部脊柱两侧的足太阳膀胱经叩击，左右各叩击 10 次，力度不宜过重，要适中。

3. 用双手大鱼际紧贴同侧背后腰眼位置，并用力上下推按，一上一下为一次，反复36次。

 寒从脚生，保护好我们的脚

中医说"风寒从脚生"，是因为双脚位于人体末端，与心脏距离较远，血液循环较慢，而且脚部脂肪层很薄，保温力较差，所以往往双脚的温度要低于其他部位的温度，当天冷时，双脚特别容易冰凉。

由于脚的脂肪含量少，人们早已习惯穿鞋袜，所以抗寒能力不强，脚部受寒易引发寒性胃痛等诸多不适，许多人会感觉脚心紧。由于人的双脚是身体重要排汗途径，当遇冷时，就会出现排汗不畅。人们称双脚为人的"第二心脏"，人体的内脏对应着双脚的许多反射区，当脚部受凉时，人体的诸多器官也会引起不适。

从生理特点上看，人体有50%的血液量集中于下肢，双脚的许多毛细血管会因为受凉而紧缩，正常的血流量降低。俗话说"百病生于气""十病九寒"，所以寒气能引起很多疾病，寒邪可以使机体的血气凝结阻滞，是致病的重要原因。古人云，"痛者，寒气多也，有寒故痛"，而女性的"痛经"多与此有关。

如果脚上穿不暖，即便身上穿得再多也会感到寒冷，从而使抵抗力下降，易患感冒等多种疾病。当脚受凉后，直接会使下肢的血液循环受到影响，时间长久后就会患静脉曲张、关节炎、胃肠功能紊乱如腹痛腹泻、痔疮等疾病。人处在年轻时由于有抵抗力，不会很明显，但随着年龄的增长，火力减弱后就容易增生疾病。老年性骨关节病有很高的发病率，而且痛苦异常，也是困扰老年人晚年生活的一大顽疾，所以如果在年轻时不注意保暖好脚，当进入老年阶段时，老年性骨关节病要比同龄人来得早。

在日常生活中，有些女孩爱美不爱命，只要风度而不要温度。当然年轻时咬咬牙关就过去了，但时间可能给她们换回的是盆腔炎、关节炎、月经不调、痛经，甚至不孕症。有的盲目追求亭亭玉立，穿着轻薄瘦小的高筒皮靴，会使脚受挤压，血运行不畅，就极易生冻疮。民谚会说"祸从口出，病从口入，寒从脚起"，养生应该遵守养生准则，当汽车违章后易出事故，而人若乱穿戴或胡吃海塞也易招病侵。

　　在我们日常的生活中，可以通过一些简便的双脚动作，进行健足、健身。用脚前掌及大脚趾行走，稍加大步幅，并稍加快行走速度，一次行走时间不少于 20 分钟或 2 公里，采用这种脚部锻炼的方法能促进全身血液循环，但在行走时要注意，刚开始行走不要有太大的步量，使脚前掌有个适应过程，其间再加上前后有力的手臂摆，就能增加全身血液循环量；也可以从大步走开始，双脚用力蹬伸，并要加大步幅，可以走 200~500 步或 10 分钟。每个人必须要做到腿力增强，中老年人易患膝关节病，就是因为腿力不足有关。而以上的练习方法既可以健足又能健腿，但一定要切合自己的体质，练后感到全身发热、腿部发酸最好。

坐月子的新妈妈不能贪凉

　　在老传统中，新妈妈生下孩子后，开始为期一个月的休养，称之谓"坐月子"，有些新妈妈在夏天坐月子时，为了身体舒爽会用不太热的水冲凉，这种贪凉的举止，就会给以后的身体健康带来很多隐患。产后触冷会让气血凝滞，致使不能顺利地排出恶露，导致日后身痛或是月经不调。

　　一般民间坐月子期间是比较有讲究的，就是为了要照顾好新妈妈与婴儿的身体，以防闹出月子病。新妈妈在坐月子期间要比平时多加衣服，并要遮住前额，以免受风。坐月子期间吃食要节制，不但不能吃得太饱，而且也不能接触寒凉之物，更不能接触冷水，否则就会使身体受到伤害。

即便是在夏天，新妈妈们也要穿上长衣、长裤和袜子。产后，新妈妈的各个关节都打开，如果因为怕热而常使腿脚外露，就很容易着凉。尤其是要保护好腰部，如果腰部受凉，也会落下腰痛的毛病，当遇到阴天下雨时就腰痛，而且在平时还会站起来弯不下腰，弯下腰站不起来，更让人痛苦的是，月子里生成的毛病很难治愈。所以在夏天坐月子的新妈妈更应该注意做好保暖。

但新妈妈在炎热的三伏天坐月子，基本上处于高温的环境中，就会使机体散热出汗的功能受到严重影响，而且此时新妈妈适应能力较差，体内余热如果得不到及时散发，体温调节中枢调节失常，就会使新妈妈出现中暑的现象。为了使新妈妈和新生儿在三伏天有个舒适的坐月子环境，应该对传统中坐月子中的不良思想摒除，保持房间通风，温度以新妈妈和新生儿舒适为主。可以使用风扇和空调降温，但不能对着新妈妈和宝宝直吹，最好将房间的温度控制在26℃左右，这样不但对新妈妈身体恢复有利，也可以预防新妈妈和宝宝中暑。新妈妈生产后，要先进入一间没有开空调的房间里，擦干身体后再进入空调房中休养。但不能用过长时间的空调，睡觉时不能吹，温度降到一定的程度要及时停止。要保持通风，不能密闭空调房，更不能直吹空调，在温度降低的过程中，最好不要让新妈妈和新生儿呆在空调房里，等使温度达到26℃左右的适宜的温度后再进入空调房。

随着社会的发展，人们对坐月子的说法越来越淡漠，很多情况下产后还没有到一个月，新妈妈就早已抛头露面，更不要说会捂得严严实实。而且很多新妈妈产后保暖的自我意识很差，就会导致寒气侵入机体，而在生产后，身体本来就是气血两亏虚，寒邪更容易侵入。就成为日后形成阳虚体质的导火索。新妈妈应该随着气候与居住环境的温度、湿度的变化，而适当调整好自己穿着的服装与室内使用的电器设备。要使室内的温度保持在25～26℃，湿度50%～60%。温度适宜时要穿长袖、长裤、袜子，当温度下降时要不时地添加衣物，以避免着凉、感冒或者使关节受到风、寒、湿的侵入。

 ## 温阳先要让心里阳光起来

　　中医看来，阳虚是气虚的进一步发展，所以阳气不足，就会表现出情绪不佳，易于悲哀，应加强精神调养，善于对自己的情感进行调节，防惊恐、去忧悲和喜怒，消除不良的情绪。

　　阳虚体质者不爱说话，也懒得说话，没有力气讲话。性格偏内向，有气无力，没有精神，情绪非常低落，给人的感觉是不阳光。所以应该调整好自己的情绪，不要有落差太大的大喜大悲，保持平静的心态来面对生活，平时要多交朋友，多沟通，当遇到不开心的事就倾诉出来。在日常的生活中，阳虚体质者可以选择一些喜庆、轻松的音乐，也可以选择一些畅快、旋律优美的轻音乐。阳虚者应该改变自己的心眼狭小，要让心胸变得宽阔。带着一股子冲劲，充满朝气地面对生活。所以，不断进行自我修养，陶冶自己的情操，是增加阳气极好的办法。如果心胸开阔了，就能使病好一半。调节好情绪对身体的健康有很神奇的效果。

　　阳虚体质者要充分利用生活起居和环境来对自己的精神状态进行调整，如气候温暖、阳光明媚时，晨起、饭后，运动中。在阳气生发旺盛的时候，来对自己的情志进行积极地梳理，借情志抒怀，就能使阳气在全身通达。多交朋友，要多与人接触、沟通，多参加一些社交活动。尤其老年人，更应不断充实自己的晚年生活，转移忧郁虚弱的心理。要善于自我排遣或与别人倾诉，心胸要宽阔，做人要宽宏大量，用愉悦的心情代替悲哀、低落的心情。

　　清明时节万物萌发，此时桃花开放，可以多去野外放风筝、赏桃花，不仅能使身体气行顺畅，吐故纳新，还能帮助提升阳气。走出户外，举目远眺，当美丽的大自然风景尽显眼底时，就会使心情放松，从而消除忧愁，让美好的景致除去心中的悲哀、低落的情绪，保持阳光的心情，这样会有助于阳气的生发。

荷花、茉莉花会在大暑盛开，高洁的荷花不畏烈日骤雨，晨开暮敛，约上亲朋好友躲到莲叶无边的荷塘边避暑，吹着清风，扯着闲话，剥着莲蓬，使阳虚体质者的心灵净化。而馨香沁人的茉莉花，天气愈热，给人越芬芳洁净的享受，与花为伴的快乐，会让阳虚体质者不再烦忧。

"秋三月，六气十八候，皆正收敛之令，人当收敛身心，勿为发扬驰逞"（《遵生八笺》）减少欲望是收敛身心的方法，只有将放纵的欲望收敛，让自己的行为受到约束，使自己内心平静而消除杂念，才对养生有利。"冬三月……使志若伏若匿，若有私意，若已有得"是《黄帝内经》中提出的冬季养神法，使自己的神志藏伏于内，安然自得，就如保守自己的收获和秘密，不过分张扬，也就是现在人提倡的"低调做人，高调做事"。从躁动的情绪和欲望中使心态得以稳定，从纷乱的矛盾和利益的交织中理出头绪，调整好自己的心态，踏踏实实做人做事，肾藏志，不但让你成为心态阳光的人，更会让你成为有志者。

 ## 生姜助阳虚体质者温阳

由于阴虚体质者体内缺乏阳气，就会出现倦乏怕冷，精力不够旺盛，所以会给自己的生活造成重大的影响。在这样的情况下就需要补充阳气，来帮助阳虚体质者实现阳气的充盈。而生姜就是一种很好补充阳气的食物。

生姜性微温，味辛，归肺、心、胃、脾经，有驱风散寒，暖脏腑、通阳气、祛痰解毒、发汗止呕等众多功效，经常食用生姜可以温脏腑、通阳气，调和气血，保证肌肉皮肤的营养供应，能够达到容光焕发、面色荣润、气血旺盛、延年益寿的效果。生姜是人们日常生活中常见的配料，在食疗和药用方面应用广泛。在人体机体组织中，肾是最重要的一个器官，它是我们一身阳气的根本，然后就是脾阳。中医认为，生姜是助阳之品，养生保健离不开姜，经常吃姜百益而无害，生姜还有个"还魂草"的别名，而姜汤也被称作"还魂汤"。民谚和医家也有"客备小姜，小病不慌""冬吃萝卜夏吃姜，不劳医生开药方"的说法。可以在做菜时放些姜，或是生吃姜片，甚至可以将生姜切后放到肚脐上。阳虚体质者容易患伤风感冒，如果在这个时候多吃一些生姜或是喝几碗姜茶，能使体内的寒气得以祛除。人们受凉后，尤其是淋雨或风寒感冒后有胃寒痛、咳嗽痰多、呕吐、发热等多种症状，可食用生姜饴糖汤，取生姜、饴糖各 30 克，加水煎成浓汤，趁温饮下即可。生姜的食用方法很多，阳虚体质者可以根据自己个人的情况来食用生姜。

　　阳虚体质者多数形体白胖，如果多食生姜则能达到减肥的效果。现代研究证明，生姜含有姜辣素，这种物质对人体的血管和心脏有一定的刺激作用，能扩张血管，促进血液循环的速度，并能使人的心跳加速。所以阳虚体质者多吃生姜能促进人体排汗，将体内多余的热量和血管内堆积的"垃圾"排掉，达到减肥、排毒、养颜的功效。爱美又喜欢吃甜食的阳虚体质者，每天早饭前喝一碗生姜红茶蜂蜜水是一种很好的选择，不但减肥的效果非常明显，而且也能使皮肤变得光滑、红润、细腻，皮肤有斑点的话也会渐渐地变淡。其制作方法很简单，取生姜 5 片，红茶 5 克，将生姜和红茶放入杯中，加入沸水，闷泡 10 分钟，再加入蜂蜜搅匀即可。

　　中医里也有"留姜皮则凉，去姜皮则热"的说法。在食用生姜时，有些人习惯去掉姜皮，这应该是不好的习惯。一般情况下，最好在食用生姜时不要去皮，以保持生姜药性的平衡，使生姜的整体功效得以充分发挥。当然在一些特殊情况下，如阳虚体质者有脾胃虚寒症，或在食用海蜇、海带、鲤鱼、黑鱼、蟹、苦瓜、冬瓜、绿豆芽、芹菜、莴笋、油菜、白萝卜、蘑菇等寒凉性食物时，应该将皮去掉。姜汁、姜皮也是治病的良药，《神农本草经》把生姜列为上品药材。

 ## 阳虚体质者食疗方法

当归羊肉汤

❀ 配方：羊肉500克，当归20克，生姜30克。

❀ 烹制方法：将羊肉剔去筋膜，放到开水锅中略烫一下，除去血水后捞出，切成片备用。将生姜、当归冲洗干净，并把当归用清水浸软，切成片备用。把羊肉、当归、生姜放到砂锅里，加入500毫升清水，食盐、料酒少许，用旺火烧沸后，再将浮沫撇去，改用小火炖羊肉熟烂。

❀ 用法：吃肉饮汤，能起到温中补血、祛寒止痛的作用。

蒸甲鱼枸杞汤

❀ 配方：甲鱼1只，枸杞子50克，姜、葱、盐各适量。

❀ 烹制方法：先将甲鱼洗干净，然后去掉内脏，洗净枸杞子后装到甲鱼的腹内，加入葱、姜、盐，然后再放到锅里加入500毫升水，先用大火煮沸，然后再用中小火煨1个小时左右即可。

❀ 用法：喝汤吃肉，由于甲鱼具有滋阴凉血，补肾、补肝之功效；枸杞子具有滋补肝肾，养肝明目的功效，两者合用可以起到补肾滋阴，平衡阴阳的作用。

百合鸡蛋黄汤

❀ 配方：鸡蛋黄一个，百合50克。

❀ 烹制方法：将洗净后的百合浸泡一晚，然后再洗净，加入400毫升清水，煎煮至200毫升。把鸡蛋黄搅匀调入即可。

❀ 用法：可在早餐中作为佐餐食用，百合能清心安神，滋阴润肺，而鸡蛋能养血滋阴，此汤可以增强清心安神、滋阴养血的功效。

海参粥

✿ 配方：海参50克，大米或糯米100克。

✿ 烹制方法：先把海参浸透，剖洗干净，切成片后同大米煮成稀粥。

✿ 用法：每日服食两次，海参性温、味咸，入肾经，与大米或糯米煮成粥，可以起到益精、补阳、养血的功效。

附子粥

✿ 配方：大米100克，附子5克，葱白2块，红糖适量。

✿ 烹制方法：先将葱白切成末，附子择净，后放到砂锅里加入600毫升水，煎煮15分钟，然后取汁去渣。将汁水里加入大米煮成粥，待粥沸时调红糖入粥中，煮至粥熟拌上葱末即可。

✿ 用法：每日一次，连续3~5天。可以使肾阳虚和脾阳虚得到改善。

韭菜炒胡桃仁

✿ 配方：韭菜200克，胡桃仁50克，麻油、盐适量。

✿ 烹制方法：先将韭菜择洗干净，切成寸备用；然后把胡桃仁用开水浸泡去皮，沥干后备用。将麻油放到炒锅里，烧至七成热时加入胡桃仁，炸至焦黄后，放入韭菜段、食盐，翻炒至熟即可。

✿ 用法：可以作菜食用，每日一次，起到温暖腰膝、补肾助阳的作用，适用于腰膝冷痛、肾阳不足者。

双参鹿茸蜜膏

✿ 配方：鹿茸20克，红参20克，丹参200克，白蜜1500克。

✿ 烹制方法：先将鹿茸用米酒浸泡后烘干，将红参用火慢慢烘干，共研成细末，然后把丹参洗净后放到锅里加入500毫升水，煎煮20分钟后，取汁去渣，放入白蜜炼稠，再和入鹿茸红参粉，浓缩成膏即可。

❀ 用法：每日两次，每次1匙，可以起到补益精血、延年益寿的效果。适用于畏寒肢冷、气短乏力、阳气亏虚、头晕目眩、心跳缓慢者。

雪莲酒

❀ 配方：雪莲花15克，白酒或黄酒200毫升。

❀ 烹制方法：将雪莲花浸泡到酒中，在7天后就能饮用。

❀ 用法：每次取10毫升，每日2次。可适用于阳虚者的保健，也可以调治肾阳不足而引起的关节冷痛、畏寒肢冷、月经不调、阳痿。

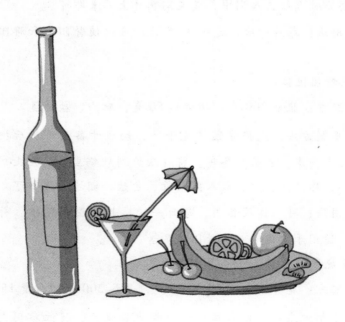

第 四 章
气力不足，气虚体质要固本

气虚体质与阳虚体质接近，最主要的反映是脏腑功能低下。先天不足是气虚体质形成的最主要原因，与后天过度劳神也有关，常出现气短、心慌、出虚汗等症状。"人活一口气"，气虚体质者要在日常生活中注意对气的保养。

中医眼中的气虚体质

气虚体质比较接近于阳虚体质，从性质上来说，属于虚性体质。阳虚体质主要特征是阳气虚，缺乏温煦、热量不够，畏寒怕冷。阳虚体质的这些特征气虚体质也具备，但气虚体质最主要的反映是脏腑功能低下。相对于五脏来说，气虚体质者的脾功能和肺功能较弱。

形成原因

1. 先天不足是气虚体质形成的最主要原因。气虚体质是在胚胎时就已经形成。

2. 后天的失养，如久卧伤气，劳神过度，经常无力，说话声音低弱，经常感冒，常出汗。中医有句话：劳则气耗。说得非常精辟。长时间的劳动、工作，会因为气耗而导致气虚。许人们会有这样的误区，就是运动可以增强体质，当然这是一个正确的观念，但对于气虚者来说却不适合，长时间的运动恰恰起到相反的效果，运动完了，不是精神饱满，反而显得疲惫不堪，这就是应了"劳则气耗"这句老话。

3. 脾胃不健康，运化不好，造成水谷的运化不好，营养不良，从而造成气虚体质。现在许多女孩子因为特别爱美，节食减肥，就会容易造成营养不良，面黄肌瘦，从而导致气虚的加重。

4. 疾病也是导致气虚的重要因素，得一些大病或做过手术以后，元气受到伤害，就容易造成气虚体质。

主要症状

气虚体质经常出现面色苍白，气短懒言，形体消瘦或偏胖，体倦乏力，常自出汗，活动后会更严重。舌淡红，舌边有齿痕，苔白，脉虚弱。在所有的病症中，五脏气虚均有所表现，而且以心、肺、脾、肾最常见，除出现上述症状外，同时可见心、肺、脾、肾气虚的相应病变而出现不同的症状。易患感冒，内脏下垂，平素抵抗力弱，而病后的康复也显得很慢。

调理

1. 气虚体质者表现为气短乏力，肌肉松软，与别人爬的楼层数同样多，气虚体质者就会气喘吁吁。这种类型体质者说话的声音低弱，总是感觉自己气不够用，而上气不接下气，容易出汗。只要体力劳动强度稍大就特别容易累。由于抗病能力下降，就容易感冒。而黄芪、山药都是补气的中药，可以将山药煎水或榨汁喝。也可以多吃有益气健脾作用的食物，如白扁豆、香菇、黄豆、大枣、桂圆、蜂蜜、鸡肉等，少食有耗气作用的食物，如生萝卜、空心菜等。

2. 起居勿过劳，起居宜有规律，应该在夏季有适当的午间休息，保持充足睡眠。平时要注意保暖，避免激烈运动或劳动时出汗受风，不要过于劳作，以免使正气受到损伤。

3. 运动宜柔缓，不宜做大负荷运动和大出汗的运动，忌做长久憋气或猛力的动作，可做一些柔缓的运动，如打太极拳、散步、做操等，并持之以恒。

 气虚体质的具体症状

　　气虚体质者是肺、脾、肾功能失调，导致气的化生不足而形成，所以气虚者容易累，表现为经常气短、心慌、出虚汗，并有些懒惰。

　　心气虚主要表现为心悸怔忡、气短，精神委顿等症状，并有心神不宁、虚软无力等症。心主血脉，其华在面，心气虚就会表现为血不足。人的七情六志都由心所主统，心气虚体质者就易出现心悸、头晕、健忘、失眠多梦、精神不振的现象，性格较为内向。心为脏，小肠为腑，心与小肠构成表里关系，生理上相互关联，病理上相互影响。在五行中两者皆属火，心气虚则气血推动无力，易出现腹胀或便秘。

　　肺气虚主要表现为少气懒言、呼吸短促、音低等症，并有咳嗽、咳痰等症。肺主气。气虚体质者出现肺气虚就容易气短、气息低弱，说话声音很低。易患感冒和哮喘。肺为脏，大肠为腑，肺与大肠构成脏腑表里关系，两者在五行中都属金，肺气不足，就会使气虚体质者发生腹泻或便秘。

　　肝气虚表现为目眩、目光少神、视物昏花。肝开窍于目，肝气虚，容易使气虚体质者出现视物昏花、目眩现象，而且目光无神。肝为脏，胆为腑，肝与胆构成脏腑表里关系，在五行中两者都属于木，如气血不足时，容易使气虚体质者情绪不稳定，且胆小而不敢冒险。

　　脾气虚者表现为精神疲惫、面色萎黄、四肢倦怠、食欲减退等症状，并伴有消化不良、脘腹胀闷、大便溏薄及中气下陷脱肛、尿意频频等症。脾开窍在口，其华在唇。脾气虚，容易使气虚体质者唇色淡白；脾主四肢和肌肉，所以气虚体质者肌肉松软，肢体常感觉疲乏无力。脾为脏，胃为腑，脾与胃构成脏腑表里关系，在五行中两者皆属于土，脾气血不足，容易使气虚体质者出现食欲减退，吸收、消化也不好。

肾气虚者表现为头晕目眩，面色晦暗，耳鸣耳聋，并有腰膝酸软，性功能减退、便清长、舌淡润、尺脉虚弱等症。肾主骨髓，其华在发。气虚体质者肾气虚时，容易出现毛发无光泽。肾为脏，膀胱为腑，肾与膀胱构成脏腑表里关系，在五行中两者都属于水，肾气不足，就会使膀胱受到影响，出现小便较多等症。

通过以上分析可以看到，气虚体质可能会出现肌肉松软，皮肉（肚皮、眼皮、臀部、脸）下垂，四肢肌肉松软无力；气虚体质者容易出现疲乏的情况，并且会有头晕健忘，容易不开心；气虚则汗毛孔的闭合功能不佳，节气变化容易感冒，这也是气虚体质者在日常生活中需要注意的；气虚者易多汗、自汗、出虚汗，运动更甚；气虚体质者易消化不良，没食欲，经常腹胀，大便困难；气虚者易面黄或淡白，头发没有光泽，胃强脾弱，虽然有些人食欲很好，而食速很快，饭后腹胀明显，容易疲乏无力，这是因为脾虚难化。

气不足则不能托举，所以器官容易下垂，如子宫、胃、肛门等；气虚者消化功能不佳，容易使水湿滞留体内，在皮下堆积，从而使气虚体质者易肥胖；由于气虚体质者消化功能不佳，水湿常滞留体内，进入血液血脂增多，从而形成高血脂。

 气虚体质的食疗方法

大麦汤

⊙ 配方：羊肉1500克，大麦仁500克，草果5个，食盐适量。

⊙ 烹制方法：先将大麦仁用开水淘洗干净，放到锅内加入适量水，先用大火煮沸，然后再用小火煮熟、把羊肉洗干净，与草果一起放到锅内，加入适量水熬煮，然后把羊肉和草果捞起，将汤与大麦仁汤合并，再用文火炖至熟烂。把羊肉切成小块，放到大麦汤内，加入少许盐，调匀即可食用。

❀ 用法：喝汤吃肉，每早1次，可以破冷气，暖脾胃，去腹胀，对脾胃虚寒的腹痛、腹胀有很好的效果。

参芪姜母鸭

❀ 配方：母鸭一只，生黄芪、党参各30克，红枣10颗，生姜、白术、葱各15克。

❀ 烹制方法：将母鸭洗净后除去肥油，放到沸水中去油2分钟，捞起备用；将党参、黄芪、白术洗干净后装入纱布袋封住口，并将姜、红枣、葱等洗净后塞到鸭腹中。将砂锅内加入1000毫升水，用大火煮沸，然后放入母鸭和纱包煮沸后，再用小火炖2小时即可。

❀ 用法：食肉喝汤，具有补气健肺的功效。

薏米莲子粥

❀ 配方：薏米75克，粳米75克，莲子25克，冰糖50克。

❀ 烹制方法：把莲子洗净后剥皮去心，将粳米和薏米淘洗干净后放到锅中，加入500毫升水，用大火烧沸后再用小火煮至半熟，放入莲子，当煮至薏米、粳米开花发黏，莲子内熟时，加入冰糖搅匀，即可。

❀ 用法：每日2次，可以起到健脾祛湿，抗癌解毒的功效。

橘皮竹茹粥

❀ 配方：粳米100克，橘皮25克，竹茹30克。

❀ 烹制方法：先将竹茹洗净后，用凉水浸泡30分钟，在锅内放入1000毫升水并煮沸，将竹茹放入，用大火煮5分钟，取出竹茹，留竹茹水备用，将粳米淘洗干净后放到竹茹水中，用小火熬成粥，再把切成丝的橘皮放入煮10分钟即可。

❀ 用法：每日两次，可以起到开胸理气健脾的功效。

龙眼枣泥

❀ 配方：龙眼肉 300 克，红枣、蜂蜜各 250 克，麦芽、谷芽各 50 克，姜汁少量。

❀ 烹制方法：先把麦芽和谷芽洗净后烘干研成粉备用，将龙眼肉、红枣洗净后去核，放到锅内加入水煮至六成熟，然后将蜂蜜、谷芽、麦芽粉倒入，搅匀，用小火略煮片刻，捣烂成泥即可。

❀ 用法：每日 1 次，每次服用 15 克。具有健脾益胃、补气培元的功效。

山药莲子炖肚

❀ 配方：猪肚 1/2 个，香菇 4 朵，莲子 75 克，枸杞、胡椒粉、料酒、盐、高汤各适量。

❀ 烹制方法：将山药洗净后切成块，把猪肚洗净后用沸水焯一下。将锅内倒入 200 毫升水，放入猪肚、料酒、胡椒粉、盐，用大火煮沸后转小火煮 40 分钟，让其变得熟软，捞出后用凉水浸泡再切成条；香菇泡软、去蒂后对切成两半，同莲子、山药块、枸杞一起放到高汤中，连同猪肚条煮 20 分钟即可。

❀ 用法：可作配菜食用，每日 1 次。可以起到健脾补气的功效。

香苏炒双菇

❀ 配方：鲜蘑菇 100 克，冬菇 50 克，香附、枳壳各 6 克，紫苏叶 10 克，植物油、盐各适量。

❀ 烹制方法：将紫苏叶、香附、枳壳洗净后浸泡 30 分钟，加入 200 毫升水煮 15 分钟，去渣留汁备用。将冬菇泡发，切成丝，鲜蘑菇洗干净后切成丝，将锅里加油，待油热至 7 成放入冬菇和鲜蘑菇并炒透。然后加入药汁和适量盐，煮 10 分钟即可。

❀ 用法：可作配菜食用，可以起到舒肝顺气的功效。

调养离不开运动和好的生活环境

运动有助于气虚体质者通达周身的气血，身体的各部分能得到充分的滋养，能量充足，有助于气的生长。气虚体质者体能偏低，应当适度运动，并且要循序渐进。否则就会出现疲劳、汗出，甚至眩晕、喘咳。

气虚体质者锻炼时要采取低强度、多次数的运动方式，掌握运动时间，但每次不宜过长，要做到"形劳而不倦"注意四肢柔韧性的训练，传统的太极拳、气功等缓和的动作对气虚体质者比较适合，这些传统的运动方式可以壮筋骨、固肾气，使气虚的体质逐渐得到改善。现代运动项目中有氧代谢运动也是气虚体质者的很好选择，这种运动中的氧气可以使体内的糖分充分酵解，还可以消耗体内的脂肪，改善和增强心肺的功能，常见的项目有慢跑、步行、游泳、骑自行车、缓

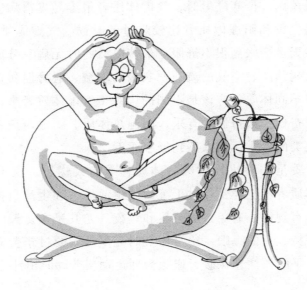

步登山、韵律操、健身舞等。

气虚体质者还可以在日常生活中做一些简单的运动，如抛空，端坐，使左臂自然屈肘，放置到腿上，屈右肘，手掌向上，做抛物动作3~5次，然后把右臂放到腿上，左手做抛空动作，与右手做的动作相同，每日做5遍；荡腿，端坐，把两脚自然垂下，先慢慢左右转身3次，然后将两脚悬空，前后摆动10余次。可以活动腰、膝，起到益肾强腰的功效；摩腰，端坐，将腰带松开，双手相搓，以略感觉发热为度，然后把双手放置到腰间，上下搓摩腰部，直到感觉腰部发热可止；搓摩腰部，其实就是对腰部的命门、肾俞、气海、大肠俞等穴位进行自我按摩，这些穴位多数与肾脏有关，当搓至发热时，能起到行气活血、疏通经络、温肾壮腰的作用；"吹"字功，直立站着，双脚并拢，将两手交叉举过头，然后弯腰，双手触地继而下蹲，双手抱膝，在心中默念"吹"字音，可连续做10余次，常练可以起到固肾气的功效。

气虚体质者最怕气温骤升骤降，最怕季节转换和环境的变化。所以出现翻风落雨、严寒酷暑时，气虚体质者最容易先得病。而大寒和冬至应该是气虚和阳虚体质者比较难过的时候。气虚体质者在夏至、大暑、三伏天也会胀到很不舒服。最苦夏，此时无病三分虚，所以更应该注意疾病预防、空气的流通、衣服的增减、避暑但勿贪凉等。对音乐的选择不同体质者应该是不同的，对于气虚体质者来说，可以经常听一些振奋性、兴奋性的音乐，而湿热体质、阴虚内热者可以听一些小夜曲之类的音乐，使人感到舒服而不燥。

气虚体质是一种比较娇嫩的体质，不能太忧思，也不能过于劳累。气虚体质者不能经受住过于沉重的生活压力和生活负担。因此就要做到起居有规律，避免过度劳累和熬夜。尤其是在夏天的中午要适当休息，保持充足的睡眠，给身体及时充电。不要过于劳累，以避免损伤正气。平时要注意保暖，避免激烈运动或劳动时出汗受风。

人活一口气，正确掌握气虚的表现

气对人体的各部器官具有督导的作用。而博大精深的国学文化也是不折不扣的"气文化"。在国学里，"气"字被演绎得出神入化、登峰造极！人们平常的说话办事都离不开这个气字。

元气是先天精神之主宰，后天精气的根本。在道家四重修道境界诠释得更明确，一重是炼精化气，二重是炼气化神，三重是炼神还虚，四重是炼虚合道。

《黄帝内经·素问·上古天真论》里有句话，叫："恬淡虚无，真气从之，精神内守，病安从来"是首次在内经中出现的关于"真气"的描述，《黄帝内经·灵枢·刺节真邪》第二次出现关于真气的描述："真气者，所受于天，与谷气并而充身者也。"里面指出了人的真气即为元气，是从先天禀赋而来。这种先天元气是父母之精在自然的某一时空位点相交，自然所赋予的一息真元。人的身形是由先天元气和后天的谷气合在一起的，并被这两种气充填着。这两种气虽然有不同的来源，作用不同、性质不同，但合并在一起，就成为主宰人身形的神。元气是先天之神，谷气是后天之神。元气和谷气合而为一，便是人身之神之一的"营血"，元气与后天吸入的清气结合在一起，就是人身之神之一的"宗气"。

好的生活习惯就会造就相应的身体状况，如果要想身体好，还应该调整好自己的生活，保养好自身的元气。人体的健康如果比作一个水箱，当水多、水满时，元气充足，精力旺盛，抵御能力强，疾病容易痊愈，体质强健。对于气虚质者来说，益气实际上是向水箱里灌水，通过增加生命元气，使体内的精华得以补充，调整阴阳五行平衡，从而帮助恢复患者的健康。但只灌也不行，一定要保证水箱不再漏水。事先将出水口堵住，才有将水箱灌满、灌足的可能。否则，灌得越快，越容易漏，久而久之，越来越大的缺口就会使身体丧失更多精华，也就预示着身体垮下去。

正确认识人的形与神，精确认识人体的元气，对自己先天元气的禀赋能辨清，就可以进行因人而异有针对性地调神，做到形泰神安、形神合一。就能做到挥洒自如，游刃有余。在日常生活中，暴饮暴食、熬夜、缺乏运动、心理压力大、情绪波动等，都可以消耗元气。而手淫、房事、邪淫等丧失肾精的行为，是泄漏元气最快最直接的途径。特别是手淫和邪淫，会使元气有非常大的耗损。所以古人在治病时，一般会先告诫病者要节欲保精数月，即便是疾病痊愈也需要一段时间的保养。对于夫妻行房事也应有所节制，以避免不易痊愈。

在日常生活中，如果一个人能做到作风正派、一身正气、心清静无染，肾水就会充足，思维能力和记忆力也比较强，工作学习也容易出成绩，从而获得比较高的社会地位。而古人所说的"贵格"也就是这个道理。但如果一个人心理晦暗邪淫又经常泄精，就会使思维能力和记忆力下降，考虑问题不全面，做事丢三落四，日久身体就容易衰败。而相由心生，容貌看上去也会猥琐晦暗，让人产生厌烦感。并在工作和学习中很难做出成绩，就难以在社会中立足。而古人所谓"贱格"，说的就是下贱卑微的地位。

所以人们完全可以掌握自己的贵贱，身体自然元气充沛、心神清净光明，就会家庭幸福、带来成功，即为宝贵人格；肾精元气亏耗，身体萎靡不振，心神脏腑晦暗，就会使家庭波折重重，事业也难以成功，即是贫贱的表现。

 减肥方法不当，容易引病上身

瘦身减肥是爱美女性永恒的话题，很多女性虽然身体已经很苗条，但希望自己更加苗条。过度的节食和不当的减肥方式，会给身体带来极大的危害，很容易生成气虚体质，尤其会引发一些妇科病。

体重过轻能导致内分泌和代谢紊乱，而造成这种状况最常见的原因就是过度节食，医学上称为神经性厌食症。当体重下降时，很容易造成闭经，即便是体重恢复后，内分泌功能也不会很快恢复，而且也不可能一朝一夕就能使体重上升，就会使病人在较长时间内处于低雌激素状态。雌激素长期缺乏就会带来诸如乳房和内外生殖器官的萎缩以及骨质疏松等状况。

女性塑身内衣一般为化纤材料，不吸汗，通气性差，如果为了苗条长期穿着就容易导致接触性皮炎和阴道炎，而且，长时间的束身会导致汗液排泄不畅和血液循环不畅，致使外阴处湿潮，霉菌容易在湿潮的环境下生长，从而引发女性霉菌性阴道炎。由于塑身内衣紧绷绷地"绑"在身上，女性腹部的许多重要脏器如肠、胃、子宫、卵巢等生理功能受到影响，甚至因缺氧而致使腹腔组织器官受到损害。

很多女性都采用运动作为减肥的方法，不但能增强体能，还可以减少疾病的发生。但如果长期做剧烈运动也会抑制上丘脑功能，引起月经不调，如初潮延迟、月经稀少以及闭经。有些女性产后为了早日恢复姣好的身材，很快就迫不及待地开始健身瘦体，而产后不宜太早开始减重，如果要限制饮食或做有氧运动消耗热量，应在产后身体大致恢复的第6周开始。如果急于求成，特别是进行激烈运动时，容易使子宫复原和伤口愈合受到影响，可能引起子宫出血、感染、子宫脱垂和阴道膨出。所以产后运动要量力而行，循序渐进。

有一种说法是奶粉含有充足的营养，尤其是婴幼儿奶粉，脂肪含量低，以奶粉代替正餐，不但可以减少食物的摄入，又能补充人体所需，达到瘦身的目的。但奶粉中的热量并不充分，根本无法代替正餐，而且长期饮用奶粉会导致腹痛，严重者更会使肠胃功能受到伤害；蒸桑拿后，身体能排出大量的汗液，体重可以暂时减轻，但其减肥的结果只是将身体内的水分排出，而且长时间的桑拿会使皮肤容易受到排污又收缩的伤害，从而导致松弛更快，当然衰老得也越快。

其实拥有标准的体重和完美的体型也不是遥不可及的事，而保持一种健康的生活方式应该是至关重要的。对于追求时尚、健康的生活方式的人群来说，首先要有个健康的体重，在日常的生活中要多吃些五谷大豆杂食、多吃些青菜水果、炒菜时少放些盐、口味清淡些、戒烟限酒、保持充足的睡眠、放松精神、多做运动、养成坚持运动的习惯。

年轻不是万能，要防止猝死

不但现代疾病发病年龄年轻化，气虚体质也开始变得年轻化。由于年轻人的压力越来越大，不规律的生活，使人体的元气损耗严重，而气是看不见摸不着的，它就像我们银行里的积蓄一样，只有通过细水长流才能越积越多，过度的疲劳就是对元气的透支。

"劳则气耗"，我们的元气会因为过度劳累而受到损害，气是人的根本能量，不能因为追求事业的成功而过于拼命工作，无止无休地损耗自己的身体。要给自己留点放松休息的时间，不管脑力工作还是体力工作，都会伤精费神，总是有气的消耗，如果补充不及时，没有一个合理的休息调节，不能有一个合理科学的作用，就会使气一天天被消耗完。

我们已经见过，本来人还好好的，突然就会生病，而且关于猝死的报道也屡见不鲜。猝死不是一种偶然的现象，其背后必然有一定的原因，也就是我们所说一点一点地把气消耗尽，以至于气力枯竭，从而导致猝死。这也是形成气虚体质的主要方面。所以一定要注意自己的健康，不要拿自己的身体去换事业，要做到劳逸结合，张弛有度，不但有理想的事业，更要让自己保持一份从容健康的心态。

防止猝死要从细节做起，要善于与人沟通交流，适度放松自己，由于平时工作繁忙，不少白领难得与人交流，致使精神压力越来越重，所以应该多与人沟通，以开阔的视角来放松自我；要有合理的膳食，忌烟限酒。要按时就餐，不能不吃早餐，更不要胡乱填一些就算一餐。要多食含蛋白质、矿物质、维生素的食物，避免多糖、多盐、多油。吃饭不要吃得过饱，年轻的男性应该限酒、戒烟，在应酬中要避免酗酒。

要做到劳逸结合，避免过度劳作。每天至少应做 30 分钟中等强度的身体活动，并让身体活动成为日常生活中的组成部分，尽可能以其他方式进行身体活动，如多走楼梯，少乘电梯；步行去商店；工作 1~2 小时应离开座位活动一下，放目远眺以解除眼部疲劳。如果有条件，可以在每天上下午各做一遍广播体操。晚上睡眠的时间不晚于 23 时，要选择右侧卧的睡姿。虽然过度疲劳不是猝死的直接因素，但往往猝死有些比较严峻的基本病因，过度疲劳会导致或加重这些病因。所以要防止和减少猝死出现，应该避免过度疲劳。

要定期做体检，主动对疾病进行医疗。每年要进行一次体检，在前期发现高血脂、高血压和隐性冠心病的概率就大。如果查出症状，应该按医嘱服药，并随时携带硝酸甘油等药品急救。要定期到门诊查看。如果出现心慌、胸痛、脉搏加快、呼吸困难等情况时，应该及时就诊。高血脂、高血压和动脉硬化者更要对自己的身体情况留意，提早防止。

中药养生找方法

人参性甘，微温，味微苦，能大补元气，生津止渴、补脾益肺，安神益智。对于饭后腹胀、气短乏力、血压偏低、经常头晕、容易感冒、夏天暑热容易中暑、冬天怕冷容易受寒的气虚体质者适宜服用。

人参作为一种补气药，如果没有气虚的病症，最好不要随便服用。而且在服用人参时一定要注意季节的变化。一般情况下由于秋冬季节天气凉爽，此时最易进食；而夏季天气炎热，则不宜进食。一般野生的人参很难找寻，人们就把在野外生长的小参移植到园内，称为园参，园参经过烘干或晒干后，称为晒参，蒸制后，晾干燥，称为红参。红参要用高温蒸气蒸2小时直至全熟，并于干燥后将参须除去，再压成不规则的方柱状，具有温补的功效。这种红参的药性比较大，能振奋阳气，具有刚健温燥之性。对于那种需要立刻大补元气的急病，适合选用红参。白参是选用身短、质较次的人参，用沸水烫煮片刻，然后晒干而制成的。白参性温和，一般用在益肺健脾的方子中，在进行慢调理时可以使用白参。除此之外还有党参，真正的上党参早就绝迹，很多专家认为，张仲景在《伤寒论》里用的人参，就是上党人参，其产地是山西的上党，但后来由于多年的滥挖，彻底绝迹，现在的党参是桔梗科的植物其功效与人参很类似，也有补气健脾的功效，其药性平和，而且也很便宜，多用来替代人参，我们在一些中药的方子里也常常见到。

食用人参最常见有三种方法，第一种是研末食用法，每日取人参片或段1~3克，将其烘干研成细末，再用温开水送服。如果是人参粉可以装到胶囊内，每日可吞服2次。一般山参和红参适合研末吞服，此法适合办公室的白领随饮随用。但对于胃肠消化功能不好的患者不宜服用。第二种是用人参泡茶，一般是取用人参须或人参片，每日用量为1~3克，放到玻璃杯或瓷杯中，加入沸水冲泡，再加盖焖片刻，大约十分钟后就可以饮用。饮用的次数不限，可以饮至水味淡时，人参渣可嚼食，也可以丢弃掉。第三种方法是将人参切成片，用冷水200~400毫升浸泡1小时左右，然后到入砂锅盖好，等煮沸后，用小火再煎煮约1小时，煎成约100毫升的汤汁，并服用3/4，留下1/4汤汁再加水煎煮，隔日食用。如此循环2~3次，可以使加水量和煎煮的时间减少。由于药汁逐渐会变淡，每日可服用2~3次，最后将药渣丢弃或嚼食。要注意煎煮人参时，不能频繁揭锅盖。煎服法适用于各种人参，是最常见的方法。由于人参的主要成分都能溶解于水，特别是可能溶解到沸水中，所以从吸收的角度，用煎服的方法食用人参是最好的方法。常服食红参者，可以将整枝放入煎煮，煎煮时间短一些，使其成分每天慢慢地逐渐溶解。

　　吃人参的原则应该是少吃常吃。吃人参不能吃一两回就不吃，而一劳永逸。至于吃多少，在一般情况下，成人吃干参每天不超过 5克，野山参不超过 0.3 克。吃人参时最好询问专业医师。由于人参对大脑皮层有兴奋作用，除感冒发热外，最好在睡觉前不要食用人参。睡前服用人参易导致失眠。吃人参时应注意不宜与萝卜同吃，包括白萝卜、绿萝卜和胡萝卜。因为萝卜中的胡萝卜素可以降低和分解人参药效的功能。而咖啡、茶叶中的咖啡因等成分与人参能发生化学反应，会产生沉淀，从而降低疗效。所以食用人参前后应该忌喝咖啡和茶叶。

 ## 把心情放开，理顺你的"气"

　　气虚体质者多性格内向，胆小、情绪不稳定、不喜欢冒险。五志过极能导致气的虚损和紊乱，所以对于气虚者来说，一定要保持一个平和的心态和好的心情，使自己的气机舒畅。

　　肺主一身之气，悲则气消，悲忧就伤肺，所以对于气虚者来说，不要过于悲伤；恐惧伤肾，从而导致肾气失固，严重会出现遗精、大小便失禁等症状，所以日常生活中要注意培养豁达乐观的生活态度，避免过于紧张，不可过度劳神，保持平和稳定的心态。

　　"思则气结"，过度的思虑会使脾气停滞，气血不足，致使人们消化不良、食欲不振、失眠健忘、面色萎黄、形体松弛无力。当由于工作需要必须殚精竭虑，深入思考时，应该同时做些运动，起码当手头的工作告一段落后，离开座位，到别处走走。唱歌也是不错的选择，可以增加肺活量，从而改善慢性缺氧。有些人遇到事常钻牛角尖，思虑下去即便对生活和工作毫无价值可言，也会因为深陷而不能自拔。这种情况因为性格心态的问题而显得比较麻烦，应该学会转移注意力，培养自己的兴趣和爱好，多做义务工，当志愿者，多交朋友，应该是很好的选择，也要适当地多做运动来改变自己钻牛角尖的心态。

七情郁结是因为内心敏感、七情波动于内而不发泄表现出来，最易伤肝。伤肝后必伤脾。要避免七情郁结，应该注意培养外向开朗的性格，使七情畅达又适度。不要对自我太过于关注，过于在意自我感受，应该把注意力从内在转移出来，要从一点一滴中注意德行培育、性格修养、爱护环境、关心别人、奉献社会，即便不能真正做到，只要动过这些心思，心向往之，就能感到回头是岸，使自己的心情变得畅达，少了烦恼，多了舒畅。

中医看来五志七情皆可以致病，并也在不少原医案中得到证实。《三国演义》中的周瑜就是郁怒伤身致死的典故之一，而且思虑过度、紧张等不良的情绪也会使神志受到伤害，伤害到五脏，如大怒伤肝、悲哀伤肺、思虑伤脾、惊恐伤肾、过喜伤心等。凡是通晓养生的专家都明白这样的道理"下士养身，中士养气，上士养心"。《素问·上古天真论》中讲道："恬淡虚无，真气从之，精神内守，病安从来"。由此可见调摄心理对于强身延寿的重要性，如果人保持安闲的心情，将杂念妄想排除，使真气顺畅，精神守持于内，这样就会使疾病无从发生。所以心情的开阔对于气虚体质者来说应该是养生的"上上策"。

任何体质的精神养生都是自己的事，要加强自身的修为，不要对别人、对社会、对事物有依赖或抱怨。要注意自身的个人修为、精神养生，使七情畅达而适度，当整个社会趋于和谐，就会使每个人减少很多情志的困扰，并进入良性的循环。而和谐并不意味着个人的绝对无束，和谐是用每个人的自我约束换回的，也就是用约束换舒畅。

补元气的三大穴位

　　气虚体质养生所用的主要经络穴位有：督脉的百会、大椎；任脉的膻中、神阙、中脘、关元、气海；足太阳膀胱经的肺俞、脾俞、膈俞、风门；足阳明胃经的足三里、三枢等穴位。如果气虚体质者没有时间去医院针灸或害怕针灸，可以通过每天在空闲时对一些常用穴位进行操作。如果女性月经正常，应该避开经期。

神阙

　　神阙穴即为肚脐眼，又名脐中，是人体任脉上的重要穴位，它位于命门穴平等对应的肚脐中。是人体生命最隐秘最关键的要害穴窍，也是行天真息的唯一潜藏部位。通过锻炼，可以启动人体胎息，恢复先天真息。取仰卧位，使全身放松，将右手按到腹部，掌心对肚脐，把左手叠放到右手上，绕脐揉腹，顺时针、逆时针各揉按 36 圈，经常按摩神阙穴可以补气养元，使人体真气充盈、体力充沛、精神饱满、面色红润、耳聪目明、腰肌强壮、轻身延年，并对腹痛肠鸣、泻痢脱肛、水肿膨胀、中风脱症等有独特的疗效。

气海

　　气，气态物也，海，大也，气海的意思是指任脉水气在此吸热后，气化胀散。本穴如同气之海洋，故名气海。气海穴位于人下腹部，直线连接肚脐与耻骨的上方，把这段距离分为十等，在肚脐以下 3/10 的位置即为气海穴。气海穴属于任脉，主治虚脱、脏气衰惫、形体羸瘦，乏力等气虚病症。取仰卧位，用手或按摩棒按于气海穴，先以顺时针按揉 36 圈，再以逆时针按揉 36 圈，直到腹部有微热感。经常按摩气海穴可以生发阳气，治疗绕脐疼痛、腹泻、痢疾、小便不利、遗尿、阳痿、遗精、月经不调、痛经等。

足三里

足三里是足阳明胃经的主要穴位之一，具有补中益气、调理脾胃、疏风化湿、通络活络、扶正祛邪的功效。从下往上触摸小腿的外侧，左膝盖骨下面，能摸到凸块，由此再往外，斜下方点之处，还有一凸块，这两块凸骨用线连结，以此线为底边向下作一正三角形，此正三角形的顶点，就是足三里穴位。取坐位，将双腿伸直，用右手拇指或按摩棒在左腿的足三里穴处进行点按，一按一松，要连做 3~5 分钟。经常按摩足三里可以治疗胃痛、腹胀、呕吐、肠鸣、泄泻、痢疾、便秘、疳积、中风、水肿、心悸、气短、虚劳羸瘦等。此穴为全身强壮经穴之一，可以改善调节机体免疫功能，有保健防病的作用。

另外，取仰卧位，放松腹部，呼吸自然，把手掌放置到腹部，做有节奏地环形抚摩。从胃脘部经肚脐推擦至小腹，如果属于中气下陷，患有胃下垂等病，则应该从小腹向上推擦按揉，每次揉按 50~100 次，也有很好的补气养元的功效。

 ## 气虚体质的食疗经

人的体质各有所异，现实生活中也有很多人属于气虚体质者，气虚体质者该如何调整？吃什么对自己有益呢？脾胃偏虚是气虚者在五脏里最重要的薄弱环节，所以一定要缓缓去补，决不能蛮补、呆补。当身体一下子被放进去太多的东西时，不但达不到补益的效果，还会将脾胃积滞住，使肚子发胀。所以应该细水长流，并要养成习惯。

气虚体质者通过饮食的方法进行调节时，一般应该选择具有补气作用的食物，要根据身体具体的情况来制定食量。不可过多或过少。要多吃小米、粳米、糯米、莜麦、红薯、马铃薯、胡萝卜、豆腐、山药、香菇、牛肉、兔肉、鸡肉、鲢鱼、黄鱼、鸡蛋等益气健脾的食物。多食小米、山药可以增加气力。但要注意饮食不能过于滋腻，要选择易于消化、营养丰富的食品。

对于气虚体质者来说，保护好肠胃是使身体康复的关键，所以尽量不要食用过硬、过冷、过烫、过辣、过黏、油炸的食物，否则不但容易使胃肠道受到伤害，而且还会增加胃肠道的工作量，所以最好是不吃这类食物。吃饭要定时、定量并要有规律，以保护胃肠道。如果饥一顿，饱一顿就会使胃肠道受到损害。重病之人或身体虚弱者可以每天吃 4～5 顿饭，但每次只吃半碗即可。以减轻肠胃的负担，并利于食物的消化吸收。身体越是虚弱者，食物的种类越需要单调、简单。营养的好坏不在于有多少品种，并不是吃得品种越多，营养就会越高。气虚体质者进食时需要细嚼慢咽，如果吃进去的食物细、软、烂就能减轻肠胃的负担。喝水最好喝白开水，要避免冰镇食物的摄入。身体虚弱者要少喝茶。

山楂又名山里红、棠株，虽然有很好的消食作用，但也有耗气破气的害处。气虚下陷、正气不足者，应该忌多食。正如《随息居饮食谱》中所言："多食耗气，羸弱人或虚病后忌之。"《得配本草》中也明确告诫："气虚便溏，脾虚不食，二者禁用。"

大蒜味辛辣，刺激性强，吃多后易动火耗血。《本草纲目》说大蒜"辛能散气"。《本草经疏》又说："气虚血弱之人，切勿沾唇。"《本草衍义补遗》中还指出："其伤脾伤气之祸，积久自见。"所以，气虚者应忌吃大蒜。

薄荷性凉，味甘辛，虽然有疏散风热的作用，但有损伤正气的害处。如《本草从新》指出薄荷"辛香伐气，虚者远之"。《本草求真》亦认为"不敢多用，恐其有泄真元耳"。清代医家汪谢诚还说过："薄荷多服，耗散真气，致生百病，余尝亲受其累，不可不知！"所以，凡气虚体弱之人，切记勿用。

荷叶性平，味甘涩，服用多或是长时间服用，都有耗气之弊。正如清代医家吴仪洛在《本草从新》中指出："荷叶，升散消耗，虚者禁之。"由此可见，凡气虚体弱者应忌食之。此外，气虚体质还应当忌吃或少吃荞麦、金橘饼、橙子、柚子、柑、金橘、芥菜、薤白、君达菜、荸荠、生萝卜、地骷髅、砂仁、菊花、茶叶及烟酒等。

气虚不能过多睡

冰冻三尺，非一日之寒。疾病同样如此，是一个日积月累的过程。《黄帝内经》中就有"五劳"，即久卧伤气，久视伤血，久坐伤肉，久立伤骨，久行伤筋。通过这"五劳"人们在日常生活中应该清楚"事都要有个度"，否则积累到一定程度就易发生质变。尤其是对于生活无规律一族而言，应该改善没有规律、无节制的生活，要时刻注意自己的身体健康。

"久卧伤气"是指如果人长期躺卧却不做运动，就会使体内气脉运行不起来，由此而伤及肺气。从正常人的角度考虑，好不容易到了周末，就会一觉睡到中午，当一起床后就会发现全身没劲，头昏脑涨。其实这是因为久卧已伤气。对于人们来说，适当的睡眠是非常有益的，如果睡眠少就会容易伤身，从而使气血得不到补养。而睡眠太多对健康也是没有好处的，不管是健康者还是病人。

人们的阳气会因为过度睡懒觉缺乏运动而削弱。就会变得精神萎靡，体弱无力、肺气虚弱。并会造成人体的气机不畅。而气虚者容易疲劳无力，短气懒言，经常喜欢卧床。当出现气滞就会出现血瘀，就会使经络越来越不顺畅，时间长久就会患上疾病，如脑血栓、高血压、心梗、动脉粥样硬化等。俗话说得好："活人睡个病，病人睡个死"。生命在于运动，适当的运动可以保重人体内阳气的生发，推动气血的运动，滑利关节。气行则血行，所以对于气虚者来说，不应该老是卧床，应该适当做一些运动。

当人们在睡眠时，除了大脑的睡眠中枢是处于兴奋状态外，其他中枢则受到抑制。如果睡眠时间过长，就会使睡眠中枢疲劳。而其他中枢由于受到长时间的抑制，就相应地使恢复活动的过程变慢，起床后就会显得无精打采、昏昏沉沉。而较长时间的睡卧，使活动减少，血液的循环就会变得不畅，全身的营养输送就会不及时，关节、肌肉等处的新陈代谢产物不能被血液及时带走，而且尿液也有可能在输尿管或肾盂中滞留，就会使毒害物质损害到机体的健康。

睡眠是生活中十分重要的环节，人们进行适当的睡眠使机体得以休息，消除疲劳，但也并不是睡得越多越好，否则就会使机体运行缓慢、脏腑功能受到损害。每天睡眠超过 12 小者的死亡率要比每晚睡七八个小时的人高 80%，所以过多睡眠对健康是很有害的。人们在春天易犯困，有些老年人有睡懒觉的习惯。这样对身体的健康是有害无利的。老年人尤其要在春天早睡早起，每天满足八小时的睡眠即可。

 气虚体质者四季养生

自然界存在风、寒、暑、湿、燥、火（热）这些正常的气候现象，如果它们发生异常，容易侵入人体，致使人体出现疾病，称之为"六邪"。中医常借"湿邪、热邪、燥邪、寒邪、风邪、暑邪"之名，来概括所有致人体疾病的外界因素。对于气虚者来说，由于其免疫力低下，体内没有或者很少有能力抵御风邪，所以在日常生活中更要注重避风邪。当遇到大风，或是人体出汗后受风，也容易使风邪直入人体，从而造成疾病。

春季是多风的季节，气虚体质者应该做好"春捂"的工作，不能暴减衣被，以防止汗出并当风。春季万物生发，病毒性感冒、麻疹、风疹等流行性疾病易感，所以要做好防护工作，及时注射疫苗，以防止感冒，如果生病应该及时就医，以防止加重难愈。春季也是阳气升发的季节，江河解冻、万物生长、小草开始发芽、小鸟开始鸣叫、鲜花绽放。人以天地之气生，体内的阳气与大自然相同，这时我们的阳气也是逐渐由里向外散发、舒展。因为气血逐渐外发，所以一定要好好地把握，让阳气顺应时节地由里向外升发，由下向上升发，决不能压制它。要适量增加户外活动，早起不要睡懒觉，穿衣着装要宽松。凉的东西是以降为主，影响阳气的升发，所以吃东西时不要吃凉的，可以稍微吃一些辛香走窜的食物，喝一些酒，吃一些春天特有的蔬菜，以帮助阳气的升发。

夏季暑气重，而暑必挟湿。在五脏中，脾最害怕肝脏欺负它，怕湿邪欺负它，所以气虚者会在整个夏天感觉消化不好，脾胃虚，就不想吃东西。有时还会想吃凉一点的，这样就会使脾胃很辛苦。盛夏时天气炎热，而气虚则肌表不固，大渴大汗之下容易使气耗、伤津，严重时可能会产生头晕、心慌、中暑，甚至会出现休克、脱水的严重情形。所以夏季应该防止阳光暴晒，出汗后要及时适当地补充水和盐分，注意避暑。而且在夏季也不要过于贪凉，空调过于凉爽易感风寒，饮食不要过于生冷油腻，进食要定量，以免脾胃之气会受到损伤。

夏秋之交有很大的湿气，也最易使脾胃受邪，饮食应该注意卫生，变质陈腐的食物不能食用，从冰箱取出的食物或过夜的食物应该加热后食用。脾胃经过一夏天的折腾很辛苦，而秋天是它喘息的时候，这时候要让它好好休息，吃一些清淡的东西，喝一些粥，让脾胃好好地休息一段时间。这个季节尤其是要防止肠炎、痢疾的发生。久痢久泻都会使一身之气受到伤害。夏秋之际要进行户外活动，并一直坚持至入秋，为过冬打下好的身体基础。

由于秋季干燥，肺气容易受损害。气虚体质者要注意保护好肺，多吃一些蔬菜和水果以防止感冒。如果出现燥咳、气短、痰中带血的症状应该及时吃药，多喝水；坚持户外锻炼，要适当出汗，避免独处，以免出现悲秋的情绪，保持乐观情绪，使心情愉悦。由于白天时间逐渐缩短，要避免熬夜，应该提前入睡。

　　冬季严寒，肌表腠理紧固，要注重闭藏。提倡每日喝粥，来养护脾胃，忌食辛辣发散的食物；减少户外活动及汗出，宜顾护闭藏，以防止感冒的发生。气虚体质者出现疲乏、嗜睡、困倦的情况，要适当延长睡眠时间，饭后要稍做家务，忌饭后即睡，勿竭肾精，要慎房事。

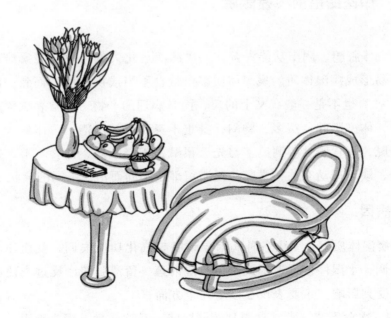

第五章
怠情沉重，痰湿体质需运化

人体脏腑、阴阳功能失调，气血津液运化失调，使痰湿瘀滞在体内，易形成痰湿，即为痰湿体质。痰湿体质多由饮食不当或疾病困扰而致。常常表现为腹部肥满，体型肥胖，痰多、胸闷，是日常生活最常见的体质。

中医眼里的痰湿体质

人体脏腑、阴阳功能失调，气血津液运化失调，使痰湿瘀滞在体内，易形成痰湿体质。痰湿体质多由饮食不当或疾病困扰而致。所说的"痰"也不是一般意义上的痰，而是病理的产物。常常表现为腹部肥满，体型肥胖，痰多、胸闷，身重不爽，容易困倦，舌体胖大，舌苔白腻，喜食肥甘醇酒。多与先天禀赋、年老久病、饮食不节、寒湿侵袭、缺乏运动有关，常随痰湿滞留部位不同而出现不同的症状。

病因

痰湿体质发生多由各种病因导致脏腑气化功能失调，气血津液运化失调，水湿停聚，聚湿成痰，痰湿内蕴，留滞脏腑，反过来使脏腑功能受到影响。主要表现在以下几个方面：

1. 饮食不节，常常食肥甘醇酒厚味，暴饮暴食，损伤脾胃，不能使水谷精微布散及运化水湿，致使内生湿浊蕴酿成痰，痰湿聚集在体内。

2．先天禀赋，过食肥甘厚味，身体单薄胃热，脾运不及，聚湿生痰。

3．寒湿侵袭，气候潮湿，或久居湿地，或涉水淋雨，湿邪入侵人体，脾胃受困，运化水湿失职，聚湿成痰，痰湿聚集到肺。

4．缺乏运动，长期久坐少动喜卧，气血运行不畅，脾胃运化呆滞，不能运化水湿，聚湿致内生痰湿。

5．年老久病，脾胃虚损，肾阴虚衰或运化功能减退，不能化气行水。

具体症状

"胖人多痰湿，瘦人多内热"，痰湿体质的人易感单纯性肥胖。由于身体肥胖，痰湿体质人易受高血压的纠缠，经常感到眩晕、胸闷、恶心。尽管有些高血压患者并不肥胖，但多数产生于痰湿体质。

喜欢吃肥甘厚腻、饮酒过多、熬夜引起的脂肪肝，多数与痰湿体质相关。代谢综合征是指在一个人身上同时存在腹部肥胖或体重超重、血脂异常、高血压、胰岛素抵抗或葡萄糖耐量异常。而痰湿体质者易患这种病症，当这些疾病集中出现在同一身体中，就会增加患心血管病症的风险，使人的寿命受到严重影响。代谢综合征远远大于单独出现的糖尿病、高血压、肥胖等危害，是同流合污、祸不单行的各种危害形成的合力，很容易置人于死地，所以也叫"死亡四重奏"

痰湿阻滞血脉，容易形成月经量少、月经延后甚至闭经。一旦闭经就会使痰湿体质加重，加重肥胖；月经不调也是痰湿肥胖者容易出现的症状，痰湿体质、月经不调、肥胖如影随形，互为因果，密切相关，并且容易诱发不孕，男性肥胖会引起不育。当女性经常性地白带过多，味、色、质异常，并伴有局部或全身症状，不论感染与否，从中医角度看，都属于带下病。痰湿的女性最容易患带下病，并与单纯性肥胖密切相关。

痰湿体质的人口味偏浓重，经常在小腿踝关节处肿胀。如果伴有胸闷、恶心、面目郁胀、呕吐、常于潮湿天气加重的眩晕，不管是梅尼埃病还是颈椎病、直立性低血压等症状，很大程度上都与痰湿体质相关。如果伴有舌苔厚腻不退、口干口苦、腹胀胸闷、经常性失眠，平时应该注意对痰湿体质的调理。

典型的痰湿体质的皮肤多属于油性皮肤，所以很容易生痤疮。而且痰湿有缠绵黏滞的特点，所以不管什么病，只要和痰湿搅混在一起，治疗时会比较麻烦。痤疮当然不例外。由于反复发作，所以就会使本来不光洁细腻的脸，因为疤痕色素叠加而更显粗糙。

调理方法

方法一，痰湿体质的人宜养成良好的饮食习惯，戒烟酒，平时可以多吃点生姜，多进水果、蔬菜等富含维生素、纤维素的食品，忌食厚味肥甘生冷之物，保持大便顺畅正常。

方法二，顽痰湿浊由于"脾为生痰之源，肺为贮痰之器"，所以在平时，痰湿体质者可以适当服用杏苏二陈丸或六君子丸健脾化痰。

方法三，避免久居湿地，涉水淋雨。平时要注意保暖，防止外感寒湿之邪伤脾困脾。尤其是在梅雨季节特别要注意防潮湿。

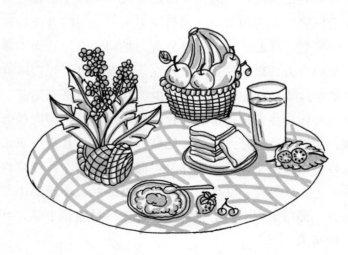

方法四，适当参加体育锻炼，要以微汗为宜，帮助气血顺畅。

痰湿体质日常生活养生

由于脾为后天之本，主运化水湿，所以"脾"在痰湿体质养生中起着关键作用，不要暴饮暴食，要在饮食上控制食量。口味要清淡，吃饭不宜过快，尽量不要吃夜宵。

痰湿体质者一定要吃好早餐，这也是改善痰湿体质的第一步。如果经常不吃早餐就会使肝胆疏泄功能受阻，脾胃受到影响，加重痰湿。平时要少食肥肉及黏、甜、油腻的食物，少饮酒类、饮料，且每餐不要过饱，吃饭时要有意识地控制速度。

对于痰湿体质的人来说，茯苓是一个最好的药食同源的佳肴。茯苓健脾、化痰、利水渗湿，并有安神宁心的功效。现代研究发现，茯苓能增强机体免疫功能，有利于尿中钾、氯、钠等电解质的排出。有保护肝脏及镇静，降血糖、抑制溃疡、抗辐射等作用。

薏苡仁性味甘淡微寒，有健脾去湿、利水消肿、清热排脓、舒筋除痹等功效。它含脂肪 4.6%，蛋白质 16.2%，糖类 79.2%，不但是一种常用的药，也是常吃、普遍的食物。薏苡仁不仅营养丰富，且祛痰除湿的作用较好。痰湿体质的人可以经常食用。痰湿体质者还可常吃冬瓜、荷叶、赤小豆、扁豆、白萝卜、白菜、红小豆、蚕豆、包菜、荔枝、樱桃、柠檬、栗子等。

痰湿体质人群应该少吃苦瓜等苦性的东西，以免苦寒伤胃而加重痰湿。中医认为酸甘化阴，酸甜结合会在体内加重阴液的生成，还没化开湿，又会生成阴液，会妨碍利湿，甚至会加重湿邪，所以舌苔厚腻的痰湿体质人要少吃山楂。痰湿体质人应少吃肥肉和甜、黏、腻的东西，比如蛋糕和点心等。忌吃饴糖、石榴、大枣、柚子，并限制食盐的摄入。

痰湿体质很不幸的一点就是没有口福,所以一定要管得住自己的嘴,海鲜和水果都要少吃,尤其是西瓜,痰湿体质的人吃西瓜起不到减肥的作用。复杂的生活方式、比较恣情纵欲的生活方式是产生痰湿体质的最主要原因,所以在农村里很少有痰湿体质,而在城市里却普遍存在。所以要想改善它,就须要改善这种生活方式。生活要回归简单,多运动、不熬夜,饮食要回归清淡。

当一个人心情抑郁,精神紧张时,久思伤脾,久郁气结,如果再暴饮暴食,就会使体内运转不灵,吃进去的食物不能转化为正常的气血,都变成"痰",长时间积滞,就容易造成痰湿体质。性格暴躁、职业压力大的人,或是考虑事情过多、操持家务的中年妇女,就很容易变得肥胖。这就是为什么很多人困惑"每天都很累,很忙,还是长胖"的原因。所以痰湿体质者要善于忍耐,稳重恭谦,增加社会活动,培养广泛的兴趣爱好,增加知识,开阔眼界,学会活跃、活泼,保持心情的舒畅,调畅气机,改善体质,从而增进健康。

痰湿体质的食疗方法

当归生姜羊肉汤

✿ 配方:当归20克,羊肉500克,生姜30克,调料适当。

✿ 烹制方法:将羊肉洗干净后切成块,加入当归、生姜、黄酒及调料,炖煮1~2小时,取出即可食用。

✿ 用法:喝汤吃肉。具有健脾开胃化痰的功效。

青鸭羹

✿ 配方:青头鸭1只,赤小豆150克,苹果1个,食盐、葱各适量。

✿ 烹制方法:将青头鸭宰杀去内脏,洗净。淘洗干净赤小豆与苹果一起装入鸭腹中，放到砂锅里，加入适量水，用文火炖至鸭熟烂时，再加入少许盐、适量葱即可。

❀ 用法：空腹饮汤食肉。具有健脾开胃，利尿消肿，还能起到减肥的作用。

赤豆鲤鱼汤

❀ 配方：活鲤鱼一只（约800克），陈皮10克，赤小豆50克，辣椒6克，草果6克，生姜、葱段、胡椒、食盐适量。

❀ 烹制方法：将活鲤鱼去鳞、鳃、内脏，把赤小豆、陈皮、草果、辣椒一起填入鱼腹，放入鱼盘内，加适量料酒、生姜、葱段、胡椒、食盐少许，上笼蒸熟即成。

❀ 用法：空腹食用，能健脾除湿化痰，用于痰湿体质症见疲乏、食欲减退、腹胀腹泻、胸闷眩晕者。

芡实莲子薏苡仁汤

❀ 配方：排骨1000克，芡实30克，薏苡仁30克，陈皮15克，莲子30克　姜1块。

❀ 烹制方法：先把莲子、薏苡仁、芡实放到清水里浸泡洗净，再把剁成小块的排骨放到开水里焯一下。将排骨、薏苡仁、莲子、芡实、陈皮和姜一起放入砂锅里，用大火煮开，煮开后再用小火炖2个小时，放点盐就可以食用。

❀ 用法：空腹吃肉喝汤，健脾利湿的效果非常好。

山药冬瓜汤

❀ 配方：山药100克，冬瓜100克，调味料少许。

❀ 烹制方法：将山药和冬瓜切成块，放到锅中慢火煲30分钟，调味后即可饮用。

❀ 用法：可配主食食用。能起到健脾利湿，特别适合痰湿体质有困倦、乏力表现的人。

银耳莲子汤

❀ 配方：银耳 30 克，莲子（去心）100 克，冰糖少许。

❀ 烹制方法：用温水先将银耳浸泡一个小时洗净。将完全泡开的银耳用剪刀剪碎，将银耳、莲子放入锅里，加 500 毫升清水。用旺火烧沸，再用小火加热一个小时，放入冰糖，煨到汤黏稠即可食用。

❀ 用法：每天两次，喝汤吃银耳和莲子。可起到健脾利湿，静心安神的作用。

粳米冬瓜子粥

❀ 配方：粳米 100 克，冬瓜子 50 克，薏苡仁 20 克。

❀ 烹制方法：将以上食料放到一起，加入 1000 毫升水熬粥。

❀ 用法：每日喝粥两次。具有化痰利湿的作用，对调养痰湿体质更有效。

山楂荷叶茶

❀ 配方：山楂 300 克，干荷叶 100 克，甘草 30 克，薏苡仁 50 克。

❀ 冲泡方法：将以上的材料共研成末，分成 10 包，每日取一包用开水冲泡，代茶饮。

❀ 用法：当日冲饮至味淡。可以起到健养胃化痰的作用。

陈皮茯苓粉

❀ 配方：茯苓 450 克，陈皮 300 克，薏苡仁 300 克。

❀ 冲泡方法：将茯苓、陈皮、薏苡仁分别拣去杂质，洗净后烘干或晒干。然后一起研成细粉，放到瓶里备用。

❀ 用法：每日取 15 克用温开水送服，每日 2 次。可以起到化痰、化脂降浊的功效。

生活起居注意事项和运动方法

日常的生活中，由于人们的生活习惯不好，使得脾的功能衰弱，脾气渐渐虚弱。以至于我们不想吃东西，水也喝不下去，全身酸软无力，手脚发软，只想找张床赶快睡会，并懒得说话等。这是我们身体内部排泄和津液运输变得缓慢，一部分津液转化为水湿，出现疲劳的表现。需要在日常生活中悉心调养。

痰湿体质人体内湿浊较重，痰湿阻遏脾气，容易表现为易疲乏、嗜睡、少气懒言，尤其在饭后湿邪困脾更容易犯困。所以痰湿体质者应该养成早睡早起的习惯，饭后不宜躺卧，应该适当地做家务或散步。所居居室最好朝阳，保持居住环境的干燥，勤洗热水澡，勤换内衣，以利于舒展阳气，通达气机。

往往痰湿体质之人能耐受寒冷，不能耐受炎热。当季节交替或昼夜温差较大时，应适时增减衣物，以防感受温冷却不自知，加重湿邪滞留体内。痰湿体质者尽量保持穿着宽松衣服，面料以麻、棉、丝等透气散湿的天然纤维为主，以利于汗液蒸发，祛除体内湿气。在湿冷的气候条件下，应该减少户外活动，避免受寒雨淋。

养生是渗透在生活各个方面，湿气重的人要经常洗洗热水澡，最好是泡浴。让全身毛孔张开，最好的方法是泡热水澡一个小时。由于阳光能够散湿气，振奋阳气。痰湿体质者可以多晒太阳。痰湿体质人很容易引发"三高"症状，所以中年以后要经常检查血糖、血压、血脂，不仅要对空腹血糖进行检测，还要检测餐后血糖。

痰湿是人体津液代谢障碍的病理产物，是体内黏滞湿气浊质的非正常物质。痰湿体质者脏腑的水液代谢功能减低，因而水湿容易凝聚成痰。痰湿体质的人容易使湿浊气滞于体内，形体多肥胖，神倦意懒。如果能长期坚持适度的运动，可以改善痰湿体质的不良状态。运动应该讲求循序渐进，运动量不在大小，但要保证每次运动的时间。

生命在于运动，这应该是个亘古不变的道理。痰湿体质很多情况下是与人们的不良生活习惯有关，所以在日常的生活中，合理安排自己的生活起居，多多运动就可以将体质调节好。运动时候一定要把握好度，以微微出汗为宜，这样有利于阴阳平衡。如果运动出汗特别多时，不要马上吹空调和风扇，更不要马上去冲凉。因为这个时候最容易使外湿内湿相合，非常容易伤身体，所以一定要在汗落了后再去洗澡。运动切忌大汗淋漓，这样不但起不到调和人体阴阳的作用，反而会失调更严重。

运动要依据自身的身体状态和承受强度。如老年痰湿体质者，可以做一些缓和、容易坚持的运动项目，如快走、爬山、散步、健身操、五禽戏、太极拳、太极剑等。如果做气功的话，以保健功、站桩功、长寿功为宜，可以加强运气功法。年轻者可以做一些稍剧烈的运动，如自行车、球类运动、武术、游泳、跑步等，每次运动应该坚持40分钟以上。

运动时要保证足够的水供应，以防止因为大汗大渴而出现脱水。喝水正确的方法是少饮多次，喝个半饱就可以，给身体一个喘息处理的时间。水以温水为宜，不要喝冰镇饮料，尤其是碳酸饮料。运动完一定要注意休息，养成定期测体重的习惯，努力将体重控制在满意的水平，要坚持不懈地做运动，才会有更好的功效。

 四季养生，调养痰湿体质

由于痰湿体质的人对环境的适应力较好，可以采取好的习惯，在四季均可进行健康养生。痰湿体质的养生重点是夏季和冬季，目的都是减少痰湿，夏天的饮食和生活方式尤其重要，避免雪上加霜。

春季天气转暖，万物开始复苏，痰湿体质的人应该调畅好情志精神，保持积极的心态，尝试着多做一些户外运动。由于春季昼夜温差较大，所以应该注意保暖，避免不慎感寒。衣着应该上薄下厚，遇到大风的天气宜戴口罩，以避免感染流行性疾病。春季应该多吃绿色蔬菜，适当减轻体重。

春夏之季是阳气生发，能量代谢、生命力特别旺盛的时候，秋冬是潜藏、储存能量的时候，生命就是在年复一年的春夏秋冬里面完成。这个自然之道，也就说明必须要在春天里生发，夏天是消耗。"夏天无病三分虚"，所以一定要保证一定程度上的无病三分虚，以保证秋冬的收藏，秋冬的进补才能被吸收。

痰湿体质之人多难耐炎热，出汗时应该多注意补充水分，切忌贪凉损伤脾胃；可以多食时令瓜果，饮食宜清淡，注意早晚切莫感寒，多做些适当的室内运动，多饮水，多出汗，避免烈日暴晒，伤津耗气。夏天一定要尽量少用空调，多出汗。

夏秋之交湿气较重，痰湿体质之人容易滋生胃肠道疾病，所以饮食务必要洁净有规律，不食过夜饭菜，忌生冷油腻，可采取药膳或粥以调补脾胃。由于秋天以后，阳气逐渐收敛，自然界生机开始收敛，树叶脱落，虫子开始蛰伏，自然界的生命不再像夏天那样繁茂，而生姜促进气血外发，正好与自然界的趋势是拗着的，这个季节如果继续吃姜，就容易睡眠不好。所以立秋以后要少吃或停吃姜。痰湿体质者应该借天时，益气化湿，健脾养胃，可采取运动、药物和饮食多种调补方法。

秋冬不要太进补，衣服也要穿得尽量宽松一些，穿一些棉麻丝绸天然纤维的衣服，以利于湿气的散发。肥胖之人一定不要穿塑形衣服，否则就会妨碍湿气的散发，应该穿天然纤维的衣服。

由于冬天穿着厚厚的棉衣，很少做户外活动，出汗也少，要在这个基础上进行大补，要多吃羊肉、狗肉以及坚果。当吃得热东西太多时，体内容易积滞而外边不发汗，所以冬月伏阳里多吃点萝卜，不但能起到行气的作用，还可以帮助消化，促进吸收。俗话说"上床萝卜下床姜，晚上生姜赛砒霜""冬吃萝卜夏吃姜"，在补的过程中补而不呆，补而不滞。如果秋冬蛮补，呆补，滞补，容易发起热毒之症，如扁桃体炎，皮肤出大脓疮、严重的中耳炎，这都是冬天的伏阳外发，是很厉害的毒症。但如果多吃一些萝卜，就可以起到清凉解毒的作用。

由于痰湿者多耐寒冷，痰湿者在冬季饮食时一定要注意保护脾胃的阳气，即使不觉寒冷也要注意保暖。在进补时，补进去的才算得上是好东西，容易被人体吸收和利用。否则越补越痰湿。饮食温热护脾胃存阳气为宜。在冬天，痰湿体质者作息要有规律，不断地坚持在室内锻炼，为来年打下良好的身体素质基础。

 ## 吃得好不一定吃得健康

现在社会中的中流砥柱多数是四十多岁的人，这一代人基本上童年在 60 年代、70 年代，生长环境比较贫困。但经过几十年打拼后，他们的社会地位有所提高，财富也会增加，当然吃得好。

什么好吃什么，并住上好的房子，上下楼有电梯而且出门有汽车，房间里有空调，终年在恒温的环境下。看似如意的生活环境，却不是好的现象。因为这些对人体非常不利，由于体内的东西太多，那些堆在体内的无用的却出不来，容易造成比较常见的雍滞。本来已经达到饱和的状态，却又拼命地往里进，就容易形成一种积滞，痰湿体质就形成了。

从某种意义上说，痰湿体质是人类社会发展到一定程度的结果，一切的科技产品和成果都会把人的欲望调动起来，从而恣意地去享受，并渐渐变得懒惰。在这个基础上，就营造出一种自然以外的生活环境，人在不知不觉中就走近痰湿体质。却不知痰湿体质是酝酿所有生活方式病的最大温床和土壤，在此基础上，人们很容易患高血脂、高血压、糖尿病、动脉硬化、中风等。

人体好比是水做成的，尤其是小儿和女性。体重里面有更多水分。实际上人体的细胞就是泡在水里面，有细胞内的，有组织间的。而这个水并不是一潭死水，它是充满活力的。喝进去的水、吃进去食物中所含的水被利用以后，就要通过汗液、小便等排出来，而这个过程一定要顺通。而出现痰湿体质时，人体这个河流就不畅通，就会积滞，这个积滞停到皮下就是肥胖；停到头部就经常头昏脑涨、头脑不清晰；停到肝脏就是脂肪肝；停到心中就会引起胸闷气短心慌。但不管在哪里停留，都会出现问题，而且还容易起一些包块，中医讲"百病皆由痰作祟""顽痰生怪症"。

所以在我们享受物质的同时，千万不能自我迷失。一个最简单、很容易被人明白的问题，但人们却偏偏就犯。当有病以后掏很多钱治，治完病又花很多钱去买家用电器，以满足自己的享受。出门以车代步，冷就用暖气，热就用空调，当然很舒服。但代价却是带来很多病，然后再去花钱看病，病好后再工作赚钱，再去买东西，买了再享受，似乎就是一种恶性的循环，难道人们得病不是自找的？为什么不能活得简单一些？

对于一个人来说，健康是多么重要！人们真不应该再去掩耳盗铃，珍重自己的健康，远离那些不良的观念和生活方式，让生活回归自然。

 ## 减肥要从了解痰湿体质开始

现代中医看来，痰湿体质是胖人的"生产基地"。元代朱丹溪曾说："肥白人多湿，肥白人必多痰。"很明确地说明痰湿与肥胖之间有着密切的关系。而"专职生产"胖人的痰湿体质，是怎么一回事呢？为什么减肥要从了解痰湿体质开始？

由于痰湿体质易引起代谢异常，从而形成肥胖的体质。张仲景《金匮要略》曰："内湿，多因久病脾虚或饮食不节、贪食生冷、嗜饮酒类、损伤脾气以致脾阳不振，运化失司，气化不利。"也就是说，过量的痰湿会导致肥胖。肥胖是人体代谢异常的表现，同时肥胖带给人们的是病理变化。人们对肥胖的担忧除了影响美观外，更担心肥胖以后对身体产生的不良反应，甚至会对生命病理改变产生影响，如尿酸、胆固醇、血糖的增加，让人们一不小心就会迈入糖尿病、中风、痛风。而李东恒的《脾胃论》说，油腻厚味，滋生痰涎。所以肥胖的产生，与后天饮食过度有着很直接的关系。当然先天体质因素也是不可忽视的。痰湿体质主要表现为以下四个方面：

表现一：痰蒙清窍，其主要症状是头晕、眩晕，有时会觉得看东西成转头，嗜睡困乏，五官感觉不灵，脉摸上去也是滑的。

表现二：痰湿内蕴型，主要表现为食欲一般，手脚无力、不喜欢运动，吃完饭感觉浑身没劲想躺下。嘴里发黏，尿不通，易坏肚子。早晨起来眼睛周围水肿等。

表现三：痰阻气道，最常见的两种症状是经常性出汗以及打呼噜，主要见于男性，并伴有大的将军肚。

表现四：痰湿困脾，经常觉得疲惫、倦怠乏力，身重嗜睡，痰多而黏稠，偶尔还会出现胸闷、恶心，舌苔很厚。

如果痰湿体质不调，代谢不正常，只能会越减越肥。沈金鳌《杂病源流犀烛》曰："盖太阴湿土，乃脾胃之气也，然则湿之为病，内外因故具有之，其内因者则本脾土所化之湿，火盛化为湿热，水盛化为湿寒。"当形成痰湿体质后，代谢异常会使身体容易肥胖。调理痰湿体质的过程却不是一朝一夕就可以完成，应该是一个长时间的治疗过程。但不管怎么样，只要痰浊不除，就不可能祛除肥胖。不经过代谢调理，反而会越减越肥。

要想减肥应该做到祛痰化浊、健脾益气、活血化瘀三个方面，调节自身代谢系统，改善脏腑功能，清除肠胃、肝脏、血液中的脂肪，恢复正常的脏腑功能，从根本上调理痰湿体质，才能真正起到减肥的作用，从而远离肥胖带来的困扰。

女性痰湿体质者如何"六通"

　　女性痰湿体质者比较容易出现各种各样的美容困扰，比如皮肤经常油腻粗糙、容易发胖、易生痤疮等。所以女性美容要做到六通：水道通、月经通、皮肤通、谷道通、情绪通、血脉通。

　　在这里"通"可以理解为"适度、正常、畅通"。月经通就是月经量、周期规律正常；水道通就是水的循环过程要通，是指毛孔通、小便通，一定要正常出汗；谷道通就是大便要正常，由于大便发黏，痰湿者经常会排泄不畅通；皮肤通是指皮肤要清洁，毛孔出汗保持畅通，出汗出油不能受阻，如果出油受阻就会产生痤疮，出汗受阻会产生痱子；血脉通就是全身循环畅通，不会经常这儿或那儿痛；情绪通就要七情适度，情绪平稳。

　　做到以上六通，就不会出现严重的问题。即便稍微有一些问题，也很容易调整过来。而在"六通"中，痰湿体质者常占有水道、皮肤、月经、血脉的四不通，使月经、循环受到影响，皮肤也会表现得不好。痰湿体质者多属于油性皮肤，所以一定要把自己的脸照顾好，不要让它生痤疮。所生的一般痤疮，虽然不是严重的皮肤病，但如果发展成囊肿型痤疮，皮肤结构就会严重受到破坏。即便痤疮会消失，也容易留下坑坑洼洼的疤痕。要使六通通顺，按摩刮痧当然是最好的方法，下面就分别进行讲述：

按摩

　　1. 足三里：足三里穴位于外膝眼下四横指、胫骨边缘。它是"足阳明胃经"的主要穴位之一，能强壮身心。在中医看来，按摩足三里可以起到调节机体免疫力、调理脾胃、补中益气、增强抗病能力、活络通经、疏风化湿、扶正祛邪的作用。用拇指面着力于足三里穴位之上，垂直用力，向下按压，按而揉之，以 10~15 分钟为宜。

2. 丰隆：丰隆穴位于外踝尖与膝盖过横纹的连线中点，胫骨前缘外侧 2 横指的地方。丰隆穴是胃经的络穴，属于足阳明胃经，又联络脾经。脾主运化，脾虚则水湿不化，易聚而成痰。丰隆调胃和脾，除湿祛痰的效果很明显。中医常用它来治疗哮喘、咳嗽等呼吸系统疾病。可用拇指指面着力于穴位之上，垂直用力，向下按压，按而揉之，以 10~15 分钟为宜。

3. 承山：承山穴位于小腿肚子下方正中，这里肌肉分成"人"字形，而"人"字中间就是承山穴。承山在足太阳膀胱经上，膀胱经主人体一身的阳气。承山穴一方面承受压力最多，是筋、肉、骨的集结之处，另一方面又是人体阳气最盛的经脉枢纽，它能通过振奋足太阳膀胱经的阳气，排出人体的湿气。是去除人体湿气最好穴位。用双手拇指用力点压，有酸胀感为宜，每天按摩 2 次，每次 5~6 分钟。

刮痧

1. 用面刮法刮拭下肢维胃经足三里穴、丰隆穴至脾经阴陵泉穴、三阴穴、公孙穴。

2. 用平刮法沿肋骨走行从正中向左刮拭胁肋部脾脏体表投影区。用面刮法从上向下刮拭中府穴，上脘穴至下脘穴，石门穴至关元穴，章门穴。

3. 用面刮法刮拭肺俞穴、脾俞穴、三焦穴、肾俞穴，膀胱俞穴。

 男性痰湿体质的危害及防治

在当今的社会里，男性占着主导的优势，所以就会将更多的时间投入到生活和工作的交际中去。在日常的交际中"酒桌""饭局"成为基本交际手段。面对各种各样的应酬，越来越多的男性大腹便便，但体质却越来越差。

脾不健康是痰湿体质的主要原因，正常人体的脾功能健康运行，体内的食物经消化后，都能变成精微物质被人体吸收，并由二便将剩下的糟粕排出体外。所以健康人吃完饭后肚子会鼓起来，但经过吸收消化后，就会很快扁下去，于是人就产生饥饿感。而痰湿体质者的肚子，突起和复原的过程却不再明显，因为脾失健康运化，从而减弱了升提的功能，腹部肌肉的弹性降低。即便结束消化，也不易使腹部肌肉恢复原型。所以男性们会有圆滚滚的肚皮，如"将军肚"。而圆滚滚的肚子皮下面就是痰湿垃圾。

中医里说肥人多痰湿，是指相对肥胖的人，一般都属于痰湿体质。他们不仅痰液多，而且是脂肪松软，腹胀胸闷，大腹便便，口腻口干，易累易热等特点。由于脂肪较多，肥胖的男性会比正常人的体温高，阴囊部位的温度也会跟着升高，直接会影响到睾丸的生精能力，造成生成精子的质量和数量下降。中医古籍《辨证录》曾记载："凡男子不能生育有六病，六病何谓？一精寒、二气衰、三痰多，四相火盛，五精稀少，六气郁"。中医中所说的痰多，不仅仅是指痰液多，还包括邪气。

糖尿病或隐性糖尿病是由肥胖引起，并会对精子会造成损害，从而影响到男性的生育能力。而且肥胖也会导致性欲减退并增加勃起障碍的可能性。

改善男性的痰湿体质要均衡饮食，尽量避免肥肉，选择鱼类，水果、蔬菜。一日三餐中的早餐和午餐不能忽略，平时吃饭应吃七分饱。不要饥肠辘辘地回到家里，在晚餐桌上大吃大喝。平时要少吃高热量零食，可以携带一些低能量、低脂肪的小吃或零食，如饼干、蔬果等。

注意饮酒量，不要养成吸烟、酗酒的习惯。最好远离那些酒精量高的饮品，酒精含量较高，会阻止体内脂肪的消耗，并降低意志力。平时不要盲目多喝水，否则就会加重脾胃负担。更不要大口吃肉大口喝酒，这样很容易使体内堆积更多的脂肪。

每天至少运动30分钟，篮球、哑铃、跑步都是很好的健身方法，跑步有利于减少皮下脂肪数量，缩小皮下脂肪的体积，有助于循环和消化。不规则的夜生活，也是肥胖最重要的原因，所以男性应该调整好自己的生活习惯，在平时的工作中尽量地减轻自己的压力，保持心情的舒畅，尽量不要晚睡，睡前要洗个温水澡，以改善睡眠状况。

不要在冬季跟风进补。凡是具有补益性质的肉类、动物内脏、骨头、海参、人参、大枣、醪糟、熟地、秋梨膏、鹿茸、阿胶、老火靓汤、核桃、芝麻等几乎都不适合痰湿体质，除非有明显的气虚、阳虚。而薏苡仁、莲藕、党参、山药、芡实、扁豆等对痰湿者有益。

 ## 儿童肥胖，警惕痰湿体质

在日常生活中，儿童的肥胖固然与父母的遗传有关，但个人的饮食起居如高热量饮食、低运动水平应该是主要的因素，而病症和药物也可以影响到痰湿体质的形成。

由于儿童痰湿体质与成人肥胖病、高血压、冠心病、糖尿病、癌症等存在着一定关系，所以应该早期防治。健脾燥湿化痰是治疗痰湿体质最主要的方法。即在运用药物治疗同时，与针灸推拿、饮食调整、增加运动、行为矫正及心理干预相结合。

历来中医主张三分治疗七分养，这就要求让儿童应该在平时养成一种健康有序的生活、行为习惯，重视从生活细节做起，从而减少疾病的发生。要做到起居有常，饮食有节，情志调畅，劳逸适度。

《素问·痹论》指出："饮食自倍，肠胃乃伤"。朱丹溪也曾说："五味之过，疾病蜂起"。《幼科发挥》说："人以脾胃为本，所当调理，小儿脾常不足，尤不可不调也。调理之法，不专在医，唯调乳母。节饮食，慎医药，使脾胃无伤，则根本常固矣。"如今社会生活水平不断地提高，物质丰富。特别是独生子女，营养结构的不均衡导致营养过剩，从而加重痰湿体质的发生。所以在指导儿童饮食上要有节律、节制，一日三餐应该定时、定量，少食肥甘味厚之物，不能偏食也不要吃得过饱，每餐量应该要有科学的搭配。如早餐占全天总量的 30%，午餐占 40%，晚餐占 30%。只有调节好饮食，才能起到全面切实有效的作用。所以会有"若要小儿安，须带三分饥和寒"的说法。

生命在于运动，并不只适用于成年人，对于儿童来说，更应该加强体育运动。多做些户外活动。让他们从中得到新鲜空气、充足的阳光，从而提升抵抗疾病的能力，改善机体对自然环境的适应能力，减少和预防疾病的发生，提高儿童的健康水平。

当儿童出现痰湿的征象，尚未形成痰湿体质时，应该及时采取积极有效地综合干预，从而阻止痰湿体质的形成。在饮食调节方面要尽量少吃肥甘厚味之物，尤其是碳酸饮料和含糖量高的糕点，油炸油煎食物如油饼、油条、水煎包，特别是一些洋快餐如炸鸡腿、炸薯条等。进食一定要注意营养均衡，要适当减少食物的摄取量，少吃零

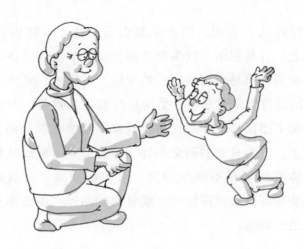

食，并要对儿童从心理上进行干预。对于已经形成偏食的小儿，应该动之以情，晓之以理地耐心教导，使其逐步戒除不良饮食习惯。

在生活起居方面，要多为儿童安排好时间，多参加体育锻炼，尤其要多带他们做些户外活动，如跑步、爬山、游泳、跳绳等，逐步增大运动量，将运动时间延长，增加身体能量的消耗。

对于已经形成的痰湿体质的儿童，要彻底改变不合理的生活、饮食习惯和必要的心理治疗。要对儿童看电视的习惯严格限制，鼓励他们多做些游戏和体育活动，做一些力所能及的家务劳动。加强体育运动，如中长跑，游泳、爬山等。一日三餐要定时定量，饮食结构要合理，饮食应以清淡为主，忌暴饮暴食，多进温补脾胃、化痰祛瘀、健脾利湿的食物。让儿童保持乐观状态，使之心情舒畅，尽量减少不良的精神刺激和过度的情志变动。

家长应该用科学的方法引导自己的孩子，平衡膳食，加强身体锻炼，杜绝及预防青少年痰湿体质的发生，为他们美好的未来打下坚实的基础。

你是否知道"三高"与"痰"有关

对于痰湿体质者来说，肥胖是最大的困扰，具体表现为身体发胖、面色无光、容易犯困、喉头有痰湿、身重如裹、舌体胖、舌苔滑腻等。此种类型体质易患高血压、糖尿病、高脂血、肥胖症等病症。

中国人的脾胃生来就是用于受纳运化五谷杂粮等天然食品，最怕肥甘油腻和加工得面目全非的食品，膏粱厚味常吃就会消受不起。容易使脾胃怠工，吃喝进去的消化不好，即为痰湿。所以从外形和指标上看，痰湿体质似乎并不缺少能量，诸如血糖高、血脂高、体型庞大。但这些能量却没法发挥作用，能量的代谢停在中游半途而废，作奸犯科，滋生疾病。

虽然中医中没有明确指出"三高"的病名，但一些文献中却对其病因、发病机制、症状和防治的方法早有记载，《千金方》指出："肝厥头痛，肝火厥逆，上亢头脑也"。《素问·奇病论》指出："此肥美之所发也，此人必数食甘美而多肥也，肥者令人内热，甘者令人中满，故其气上溢，转为消渴"。汉代张仲景《金匮要略》载有："渴欲饮水不止""渴欲饮水，口干舌燥"。在中医看来，七情所伤、饮食失调和内伤虚损等因素是引起病症的原因。现代医学研究表明，痰湿体质者的胆固醇、血糖、甘油三酯、极低密度脂蛋白显著高于非痰湿体质者，常表现为头晕目眩、多痰、水肿，精神不振，睡时鼾声如雷等。

中医认为咸是五味之一身，身体中五味需要平衡，过咸固然会对身体不好，但过淡也一样不好。所以对于痰湿体质者来说，并不是吃得越淡越好，如果身体里盐量大大低于需要，不但使人容易产生疲劳，而且对血压的稳定很不利。痰湿体质者不能过多补水，应该吃一些偏干燥的东西。在日常生活中选择各种治疗"三高"茶饮或汤饮，要根据自己的体质选用。特别要注意各类"茶"的性质，分清是清火还是去湿或助气升阳。

因痰湿体质引起的"三高"者不宜在潮湿的环境里久留，阴雨季节要注意避免湿邪的侵袭，注意保暖，湿遇温则行，遇寒则凝，寒凉的天气不利于水在体内运化，常伤及脾胃。所以痰湿体质在寒凉的天气里出现比较明显的症状。应该定期检查血糖、血脂、血压。

嗜睡者要逐渐减少睡眠的时间，多进行户外活动，让日光使得身体功能活跃起来。洗澡应该用热水，运动时以适当出汗为宜。穿衣应该尽量保持宽松，面料以棉、麻、丝等透气散湿的天然纤维为主，以利于汗液蒸发，祛除体内湿气。

要加强运动，强健身体功能、脾胃功能。太极拳气功等均有良好的作用，保持心情舒畅、乐观，避免情绪过度激动，注意劳逸结合。吃饭时不要做分心的事情，行走坐卧要养成认真的好习惯。

第六章
又湿又热，湿热体质要清利

湿热体质内环境不洁，不良生活方式是造成湿热体质的主要原因。容易出现汗臭体味大、口臭、汗液发黄、皮肤油腻、易长痘痘。湿热体质者易发火，平时应该克制自己，一年四季养生应该避免受到湿邪、热邪的侵扰。

中医眼中的湿热体质

湿热体质是一种内环境不清洁，湿热在体内弥散，致使排泄不畅的体质。由于人体受到湿热的侵袭，湿气侵袭到上焦（人体从咽喉至胸膈部分），内外表现皆"浊"，就会出现痰难咳或早起痰多的情况。湿属阴，热属阳，本来阴阳就是一对矛盾对立体，寒热并存就会出现湿热体质，就是体内湿热。

病因

我们通常所说的水湿就是"湿"，分外湿和内湿两种。内湿是一种病理产物，是脏腑正常功能失调所致。如食用过多油腻、甘甜、厚味食物，暴饮暴食，会加重脏腑负担，致使消化不良。位于中焦脾胃肝脏最易受损，特别是脾最易受湿困，如果脾不能正常运化就会使机体"水湿内停"。外湿是居住环境潮湿或气候潮湿，外来水湿入侵人体而引起。外湿束缚体表，脾运化功能受阻或脾运不健，滞留水湿，就会使湿从内生，所以湿与脾脏最为息息相关。

热则是一种热象，如热性和辛辣的食物吃多后，容易在人体内滋生内热。体内阳气过盛，阴受制于阳，也容易产生热象。阳气不足体内容易产生水湿，水湿滞留过久就会化热，由于水湿的侵入，使阳热的人形成湿热。当脾阳虚，运化水湿无力，就会导致湿邪中阴。多数湿热由于感受外邪，湿阳过多使湿热互结，就会导致湿热症。具体的原因可表现成以下几个方面：

1. 天生的禀赋，如果再长期压抑情绪，借酒浇愁，就很容易生成湿热体质。

2. 不良的生活习性，如嗜烟酒，经常熬夜的，这种人外形不好看，舌苔黄腻，牙齿黑，不但满嘴口气，身上的味道也大。由于长期带下色黄，下体也有很大的异味。女性白带多带黄。那些抽烟喝酒又熬夜的人，注定就是个湿热体质，就会有烟熏火燎的面容，口唇乌，开口后还满嘴黑牙，说话就像唐老鸭一样。

3. 滋补不当，如吃过多银耳燕窝冬虫夏草，乌鸡白凤丸等。过度滋补会因为滋补不当滋生或加重这种体质。

4. 肝炎病毒携带，由于肝胆在人体循环系统中是最薄弱的环节，如果肝胆疏泄出现问题，就很容易引发肝经胆腑等的症状。

5. 长期生活在湿热环境下，由于气候潮湿或涉水淋雨或居家潮湿，使外来水湿入侵人体而引起。亚健康状态特别多见于湿热体质。

湿热体质的调理

方法一，截断滋生湿热的源头，尽量不要让身体滋生湿热。要做到清热利湿必须保证二便畅通。不要不利，不要黏滞，不要让小便总是黄黄的，颜色要淡一些。当看到小便发黄就要多喝水。

方法二，饮食上要少吃甜食、少吃辛辣刺激的食物，少饮甘甜饮料，少喝酒，所有食物中湿热危害莫大于酒。一定要戒烟除酒。

方法三，不要熬夜，由于熬夜会伤肝胆，严重影响到肝胆之气的升发，所以会增加湿热。祛除湿热还要尽量避免在潮湿的环境中居住或工作。

 ## 湿热体质的具体症状

当天气异常闷热时，就预示着暴风雨马上来临，同样，如果湿热侵袭我们的身体，就会出现很多不舒服，变得烦躁不安。湿热体质的人会出现什么样的症状呢？

人们普遍认为青春期少男少女最容易长痘，但事实上很多人到30岁以后还会长痘。而且还不少长。这可不同于青春期长痘，是由于体内的湿热在作祟。青春痘在医学上被称作痤疮。根本的原因在于湿热导致痰凝血瘀，生成痘痘。如果调理得不及时，就会化脓，生成暗疮。湿热体质之所以容易得这些，是由于体内湿热两种病邪过盛，机体出于本能向人体发出信号，所以会化脓或长痘。这就好比是在湿热的夏季，水果很容易腐烂，而坚果如核桃，却由于长期保持干燥，能长久地保持。由此不难看出内因是湿热，外在表现为生痘。所以仅外敷某些药物或者护肤品来解决痘痘的问题，是治标不治本的。

有些人容易胃胀、腋臭，口苦口干口臭，性情比较急躁，也是体内的湿热所致。湿热体质的人，小便赤短，大便黏滞。在前面曾提到过，湿热二者融合在一起本身就是一对矛盾，总是要打架。湿热的人体就是湿、热二者厮杀的战场，不管哪一方力量更强大，都会使战场所在地元气大伤。而湿和热主要伤害的部位是脾胃，会引起口臭、口干、饮食不佳等症状。而脾的运化不好，必然使排泄功能受到影响。所以会出现小便黄赤，大便干燥结或黏滞的症状。

当患有胆囊炎时，通常会感到腹胀、胸闷、恶心、嘴里发苦等一系列症状，中医常描述为，情志不畅，肝气不顺，脾失健运，且体内湿热之邪旺盛。也就是说，由于身体中的湿与热高于常人，使肝胆受到侵蚀。而肝胆的作用在于负责人体内的通泄，如果被湿邪与热邪包围后，就会导致通泄受阻，大便不畅等。继而就会发展成小便赤短，前列腺疾病与妇科疾病等。

　　现代的都市人喜欢熬夜、泡酒吧、抽烟、喝酒，起居不规律，就会加重湿热体质。如果不从根本上改变生活习惯，就会对身体造成很大的危害。比较容易患上比较难缠的胆囊炎，前列腺炎，女性易患阴道炎，男性的"阴囊潮湿"都是非常难缠的病。虽然长期精神紧张以及居住环境潮湿、经常喝酒也会易患以上症状，但根本的原因还是湿热体质。

　　湿热体质与气候因素有关，但并不是主要因素，平时应该多注意自己的饮食、生活习惯。湿热是很多病根的源头，只有时刻警惕注意，才能防患于未然。

湿热体质的食疗方法

　　长期居住潮湿的地方或者温度高湿度又高的气候里，都容易变成湿热体质。而喜欢吃甜食和肥腻或长期饮酒的人也多数都是湿热体质。

　　燥湿清热是湿热体质人调养的原则。在饮食上宜食用清热化湿的食品，以清淡为上。多吃甘平、甘寒的食物，不宜膏粱肥厚。食，可选用富含矿物质的食物，如薏苡仁、莲子、红小豆、蚕豆、绿豆、茯苓；肉食可选用富含蛋白质的食物，如鸭肉、兔肉、鲤鱼、鲫鱼、泥鳅、田螺等；蔬菜可选用富含有机酸、微量元素的食物，芹菜、荠菜、卷心菜、空心菜、萝卜、豆角、冬瓜、苦瓜、黄瓜、丝瓜、葫芦、白菜、莴笋、莲藕、绿豆芽、苋菜、芥蓝、竹笋、紫菜、海带、四季豆等都可以常吃，水果可选用哈密瓜、枇杷、橙子、梨、马蹄等。

　　湿热体质者还要多吃些芳香食物，如香菜、荆芥、藿香等。但这些菜偏湿，也不宜吃得太多，可以当作配菜来吃，以清除湿气。而黄豆芽、木瓜、山药都可以当作主菜吃，有利湿的功能。常饮一些偏于湿性的佩兰、艾叶可以除湿，而偏于凉性的荷叶、竹叶可以清热，每天泡茶喝能帮助清除体内的湿热。重点推荐苦丁茶。苦的东西清热去火。苦丁茶对面部等身体上部的湿热更有效。大茴香、桂皮、生姜等香料，具有发汗、祛寒、除湿等功效，每天做饭时适当放一点，可以起到温中祛湿的作用。在湿热季节，粥也是很好的选择，采用适量的白术、茯苓、小米、大米煮粥喝，可以起到健脾养胃祛湿的效果。

湿热体质者忌食辛辣燥烈、大热大补、肥甘厚腻的食品，如动物内脏、酒、奶油、辣椒、生姜、大葱、大蒜等；还有牛肉、羊肉、狗肉、鹿肉、燕窝、银耳、辣椒、菠萝、荔枝、芒果等温热性食物。减少甜食、咸食和碳酸类饮料等，以免助湿生热。勿过度饱食。应戒除烟酒，因为烟酒是最易生湿生热的。少吃甜味、油腻的食物，不宜暴饮暴食，保持良好的消化功能。适度饮水，以避免水湿内停或湿从外入。

另外，红枣有益气、健脾、补血的作用，性偏温，但对湿热体质的人不益，最好就不要吃红枣。由于红枣是补养的佳品，食疗药膳中常加入红枣来补血补气，而湿热的人是不适宜滋补的。如果非要吃红枣，那就加上一些利湿、清热的东西一起煮，可以起到中和的作用。

食物可以帮助调节湿热的体质，湿热体质者可以根据自己的喜好选择食用。平时一定要弄清自己属于哪种体质，然后适当进行调理，从而避免受到疾病的侵袭。

 ## 生活和起居习惯很重要

湿热体质养生一定要养成合理的生活和起居习惯，养成好的生活和起居习惯，对于湿热体质养生非常的有效。湿热体质者对身体元气的保养，应该学吝啬鬼攒钱，每一个点点滴滴都应符合自然之道。就会使你与那些大手大脚乱耗元气的人有着很大的区别。

《黄帝内经》上说："冬三月，此为闭藏，早卧晚起，必待日光，去寒就温，无泄皮肤，逆之则伤肾。"这不但是对冬季六个节气的概括，同时也符合秋冬养阴的原则。对于人体来说，睡眠是阳入于阴休息的过程，起床前可以稍微懒懒床，但不能超过太阳出来后1小时，昼眠易耗气。《千金方》里讲到，"是月勿戴暖帽，使脑受冻则无眩晕之疾。"由于脑为清明之府，不可过热。所以不要过早戴帽子。湿热体质者眼睛容易胀痛，长红血丝，应多进行闭目养神。

湿热体质以湿热内蕴为主要特征，养成良好的习惯对于湿热体质者来说很重要，不要过度疲劳，更不要长期熬夜。保持二便通畅，防止湿热郁聚。要注意个人卫生，预防皮肤病变，居室环境宜通风畅亮，清爽舒服。改正不良嗜好，如限制酒戒烟等。室温要适宜，不可过凉或过热，不能露宿。房中也不可有对流的空气，即所谓的"穿堂风"。早晨醒来后，应该先醒心，再醒眼，最好在床上做一些保健动作，如叩齿、揉眼、鸣天鼓等再下床。穿衣宜选择透气性好、款式宽松的天然棉麻、丝质服装。

俗语有"有钱勿买六月泻"意思就是说，夏月天气暑热，人身腠里尽开，汗已经出很多，此时腹泻就会内外俱伤。而腹泻多由贪凉、油腻生冷乱食等自身原因所致，所以，一定要尽快制止，不要以为可以达到减肥、排毒或泻火的功效。

当霜降时，除了松柏这类常绿树木外，大部分地区的树木开始落叶飘零。而且白天也越来越短。此时阴气盛大，阴气向内收敛，人们保养自己的身体也应该顺应自然养阴保阳，早睡觉，保持充足而有规律的睡眠，睡前半小时不宜思考问题、看书、看情节紧张的电视节目，避免服用兴奋饮料。注意保暖尤其是腰腹部、脖子、脚和关节等容易受寒的部位。而且要从下向上。湿热体质者此时可以去泡泡温泉，洗热水澡，对身体都很有裨益。

女性要避免吃烧烤油炸类食物，平常饮食尽量清淡，尽量少吃上火的东西，减少摄入高脂肪、高蛋白的东西，养成多喝水的习惯。在平时的生活习惯中，要注意保持阴部清洁干燥，每天用清水冲洗，预防生殖泌尿系统感染。毛巾等清洁用品也定期拿出来晒晒太阳，以保证女性用品的干燥，要避免疲劳，以免抵抗力下降，导致病菌侵入。

男性也要注意卫生，坚持每天清洗阴部，勤换内衣；避免穿紧身衣物；饮食也要清淡，多喝水，多吃祛热利湿的食物，也要注意不要经常坐着，趴着睡觉，避免过大的压力，多运动，提高机体抵抗力。这些对湿热体质者防治生殖泌尿系感染有益。

每个人的体质都可能是不一样的，而人体体质随环境、时间的变化而转化，同一个人在不同的环境和时间里体质也可能不一样。对于湿热体质者来说，一定要养成一个好的生活习性，改善自己的体质，为自己赢一份美丽和健康。

运动让你更健康

对于湿热体质来说，运动是最好的调养方法，湿热体质由于湿浊内蕴，在运动和起居上要注意调养。可以选择有氧运动与无氧运动相结合的运动项目，而且应该适当地增加运动强度，以利于湿热之邪泻出体外。

湿热体质者可以进行长跑、自行车、游泳等有氧运动，结合无氧运动包括各种力量与爆发力的训练，如短跑、举重、拳击等祛湿强度的训练。体质阳气充足，内有蕴热者适合做较大的体育项目，如对抗性比较强的球类比赛、爬山、游泳、武术、自行车、长跑、拳击等。高强度、大运动量的训练可以消耗体内过多脂肪和热量，帮助湿热之邪气泻出。在进行一些高强度的运动时，湿热体质者常会出现大汗淋漓的情况，这时应该把已经汗湿的衣物尽快更换，以免湿气侵入到人体内部。为防止寒所滞留，运动后不宜马上喝冷饮。

　　对于湿热体质的肥胖者来说，必须要进行减肥，有氧运动是最有效的减肥运动，特别是运动时能消耗比较多的能量。比如爬山、快步走、慢跑、游泳、球类运动等。每次运动最好坚持一气做完，不要在中间停止。并且要有一定的消耗量。达到加快心跳或者流汗的程度，从而使人体的新陈代谢率提高。做运动应该是持之以恒的，一定要长期做下去，如果不能做到每日都做，也要最少两日做一回。

　　但那些超肥胖的人，即便走路都是非常大的负担，所以在运动类别选择上，要量力而行，运动量应该渐渐增加，以身体能负荷为主，以免肺脏、心脏负荷不了或者肌肉关节受伤。非常肥胖的湿体质者应该选择适合自己的运动。在运动饮水中应该添加少量盐，以尝不出咸味为度。以保证饮水供给条件下大量出汗，以免造成电解质的过度流失。运动调养应该在饭后一小时进行为宜。

　　湿热体质者应该避免在高湿环境下运动，最好不要空腹运动。要选择在机动车少、安全的地方，两个以上的人进行，进行快步运动时，每分钟走 100~120 步，连续 40 分钟，大约 4~5 公里，出汗为

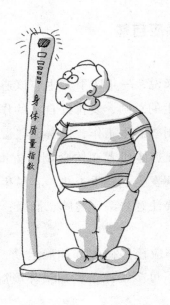

宜；每周 4~5 次，坚持 2~3 个月。快步走可以促进消化吸收、按摩肠胃、消耗脂肪。能降脂、通便、瘦身、祛除肠胃湿热的作用。

秋冬养阴，冬季阳气潜藏，所以阳痿症状者最忌讳天不亮就到室外运动，这样会耗泻阳气。运动时不宜出太多汗，应该以四肢通泰，神清气爽为宜。进行有规律的运动可以很有效地改善湿热体质。可以根据自己所在的地区，选择适合的室内或室外运动。

湿热体质或者兼有阳虚的湿热体质者，其共同的特点是肝中都有湿气，从而发郁火，使皮肤变得油腻，脾气暴躁。而运动却是祛肝中湿郁的好方法。所以应该抓住冬季来临之前的好机会，不管在室外还是室内，应该每天保持 30 分钟的有氧运动，但在做运动的前后要注意保暖，不要感冒着凉。运动以微汗舒适为度，否则就会对身体造成伤害。

湿热体质者运动时要注意锻炼舒展筋骨骨节，增加身体的柔韧度，使筋骨尽量柔软。以避免筋骨关节的僵硬、涩滞，不利肝胆的疏泄，从而增加紧张、焦虑、烦躁等。

四季养生，顺应自然

对于湿热体质者来说，一年四季养生应该避免受到湿邪、热邪的侵扰，要顺应四季养生的总则，安排好自己的作息和饮食。湿热体质者尤其要注重夏季或雨季养生工作，以避免"湿邪"侵扰。

春季气温回升，湿热体质者在饮食调养方面，应该以清热解毒、疏肝为主，谨防湿热病发生；夏季炎热，容易生湿，最重要是清暑利湿；秋季气候干燥，要注意祛湿、健脾、润燥；冬季寒冷，健肾利水应该为重点。

湿热体质者在春季应该多做侧部伸展运动，多拉伸关节和筋骨；夏季要注意皮肤清洁，可多喝凉茶，如果环境湿热，可以使用空调；

秋季多食清甜、水分多的水果，多喝白粥，应该在每日清晨喝一小杯淡盐水。霜降时节可以用梨、藕炖猪脊骨，滋阴补肾；冬季以防助湿生热，所以不宜多用补品。

由于夏季温度最接近人体温度，而出汗蒸发是人体最主要的散热方式，用热毛巾擦身、擦脸，可以将人的躯干和脸面的汗水擦掉，促使皮肤透气，可以使人体降湿节律。但如果用冷毛巾使毛孔容易收缩，不利于降湿。所以比较好的养生方式是"以热除热"。洗热水澡不仅有助于身体清洁，而且还能帮助机体多出汗，毛细血管能够扩张，有利于机体排热。但如果洗冷水澡会让皮肤收缩，洗后会觉得更热。

用热水洗脚一年四季养生都适合，当然不排除夏季。虽然洗脚过程中感觉有些热，但热水洗脚可以起到补养身体的作用，体内脏器平和，有很好的安抚脏器的效果。而且用热水洗脚后，可以带来凉意和舒适。夏季喝热茶可以刺激毛细血管普遍舒张，从而使体温降低。夏季不宜多喝冷饮，虽然冷饮能暂时起到解暑的作用，却不能持久解渴、解热。在夏季加强锻炼，可以提高体温调节功能，增强热适应能力，在增强体质的同时，能有效防止中暑或其他热症的发生。在夏季，湿热体质者需要注重湿热双除，可以在"以热除热"同时，适当使用一些药膳进行调节。

人们在各个年龄段都可以出现湿热体质，在30~45岁尤其容易受到湿热的侵袭。人在这个阶段属于生命中"土"的年段，体内湿气本身比较重，而夏秋之交又属于中医所说的"长夏"季节，对应五行中的"土"。而此时雨水较多，湿气较重，内外相合，湿上加湿，更容易出现浑身没劲、不想吃饭或者饭后感觉胃满满的、拉肚子、腹胀等症状。所以湿热人群应该注重生活上调理，要切忌久坐不动，应该多喝些水，出些汗能有利于排毒。

湿热体质者不能在冬季跟风大量进补，不要去吃太多的火锅、狗肉、羊肉。如果看到人家进补，也跟着进补，这样容易越补体质偏颇性越明显。由于湿热体质者特别容易出现皮肤感染，所以冬天最好穿天然纤维，棉麻丝绸，尤其是内衣。

你有没有发现自己内外皆"不洁"

湿热体质内环境不洁，就像夏季的桑拿天又湿又热。从外面就表现为一个"浊"字，出现汗臭体味大、口臭、汗液发黄、皮肤油腻，容易感染化脓，小便黄，大便出现很臭的气味，女性外阴异味较大，白带黄色，烦躁易怒等。

湿热体质者美容的最大困扰是外形的"浊"。《红楼梦》是提到，女人是水做的，男人是泥捏的。"水做的"应该给人一种清洁的感觉。有的女孩子看起来干干净净，给人冰清玉洁、清爽的感觉，实际就是她的外形整体洁净。如头发没有头皮屑，光洁柔顺；五官看不到分泌物，皮肤细不油腻，光滑；没有汗味、口气、体味，甚至会从身上散发出淡淡似有似无的体香；眼睛黑白分明而清澈，牙龈淡粉红、牙齿洁白。这样一个女孩子表现出健康的天然美，总会给人赏心悦目的感觉。"清水出芙蓉，天然去雕饰"就是女性美的最高境界。

女性都希望自己拥有这样一份冰清玉洁之美，这种美是协调的内脏、善良的内心、流畅的气血、健康身体的必然发展，健康与美丽有着因果关系，其实真没必要非要把钱花在表面，徒有其表，对于女性来说，注重个人修为，注重养生保健，让自己健康更为重要。

女性美容最大的忌讳就是"浊"，头皮屑多，头发油腻，较多痤疮，毛孔粗大，质感粗糙，肤色不匀，有色斑；脂肪沉淀、眼睛浑浊、布满血丝，经常有较多眼屎；鼻头红赤，龈红齿黄，口气大，汗色发黄，汗味大，体味大，白带又黄又多，脾气急躁易怒。不要说以上占全，仅有那么几项就足够让人苦不堪言，更谈不上什么美丽。即便是穿金戴银、涂脂抹粉也不能掩饰神态上的缺陷。

通常情况下，体质与外形之间有一定的规律可循，而"浊"与三种体质有关系：瘀血、湿热、痰湿，也会出现在下寒上热的阳虚体质。如果要改善"浊"，应该从改善体质、改善生活方式开始，不要加重上述体质偏颇，越是湿热、痰湿、瘀血，外形就越浊，这是一个规律。

对于皮肤美容来说，不能总在脸上下功夫，在脸上抹来抹去。应该做好清洁和防晒，还要睡好觉，保持心情的欢畅，当然不能少了"六通"。做到以上几点，就能保持好皮肤的光洁、光泽。油性皮肤应保持皮肤的清洁，不生痤疮；干性皮肤要让皮肤保持着光泽、不生斑。一定要清楚，体质与女性外形的清洁有着很大的关系，并不仅仅是洗就能洗干净，如果体质出现偏颇，即便一天洗十次，该长得还会长，该留得还会留。

所以，湿热体质者要从饮食、生活作息等各方面进行调理，尤其注重饮食的调理。先从饮食上进行调理，慢慢过渡到其他方法来祛湿祛热，渐渐地让自己拥有一个漂亮的容颜，无"口臭"的高雅谈吐，为自己创造一副良好的气质和形象。

探究长痘、口臭、白带的原因

很多人都有过长痘痘的经历，所以对于痘痘每个人都不陌生。一般青年人群容易出现痘痘，也有了"青春痘"的说法。但一些四十多岁，甚至是五十多岁的人，他们还会长痘。有的人不仅在脸上起痘，臀部、背部也起小疖肿，旧痘下去，新痘又会起，即便是用药品或化妆品外抹也不管用。

生活中也不乏这样的人，开口说话口气污浊，早上起来口干苦涩，易急躁，脸上、头发上经常油腻，以上这些情况都是湿热体质者的具体症状。湿热体质是身体内有多余的湿，有多余的热，80%的易出湿疹者都属于湿热体质。湿热体质者也容易长口疮，当内热、外热一起出现，人体极易感受外来湿邪的侵袭，表出现食欲下降、舌苔浊腻、浑身无力、头身困重、心烦焦躁、口渴恶心等。在中医上被称为湿热病或"夏日伤寒"。是由于体内湿热过盛，而被烦恼的痘痘、口臭、腋下异味所困扰。

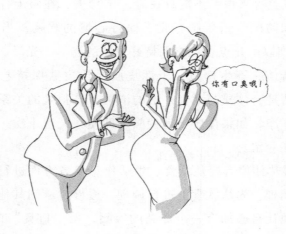

当湿热在体内作祟，出现口臭口干、长痘等症状时，应该通过各方面的调养保持身体的活力。湿热主要伤害部位是脾胃，所以会出现口臭、口干、饮食不佳等症状。但通过外调不可能使这些问题得以解决，应该通过排湿气、清体热对体质进行调理才是有效途径。

湿热体质者的女性很容易被妇科病附身。正常情况下，女性阴道分泌的白带是透明的蛋清状，而湿热体质者由于湿气较重，内火较大，白带就会变得发黄、黏稠，且带有异味，即感染阴道炎，如滴虫性阴道炎就是常见病症。

在日常生活中，湿热体质女性要调养好身体，预防阴道炎，要做到科学膳食，选择一些祛湿清热的食物，加强身体的抵抗力，适当多食一些蛋白质含量高的瘦肉、鱼类、乳制品、豆制品等；适当多食新鲜蔬菜，包括豆腐、豆芽、海带、茄子、木耳、蘑菇、西红柿等各种绿叶蔬菜等。要少食辛辣刺激及甜腻食物，多喝水，以免扰乱阴道正常菌群平衡。要做到起居有常、生活乐观、早睡早起、生活要有规律，坚持锻炼，保证充分睡眠。保持患部清洁，不滥用药物及化妆品。不忧伤、不苦恼，树立信心，保持愉快的心情。

在治疗时要以清热解毒、抗菌消炎为主，如果上述症状在调理不能清除的情况下，应该去医院进行全面治疗，以免病情延误。

酒最能推进湿热体质形成的速度

湿热体质是一种过渡性体质，以青壮年居多。到了老年，这种体质还可能向阴虚、气虚、阳虚和痰湿体质转化。所以年轻时保证良好的饮食习惯和生活起居很重要。维护健康的体魄，应该远离烟酒。

在中医看来，酒为水谷发酵熏蒸而成，是熟谷之液，性热而质湿，为湿热蕴结之品。《本草衍义补遗》说酒是"湿中发热近于相火"。所以长期过量饮酒，加之肥甘厚腻，就会使人体生痰湿、阳热盛，酿成湿热。长此以往，就会使"湿热"蕴积于体内，从而形成酒湿热体质。古代医学家常将湿热体质称为"酒家""酒客""湿热者""酒客辈""素禀湿热"等。这里所谓的"人""家"，相当一部分指的是病人就诊前或就诊时所处的体质状态。有些"家"是指宿疾成病理体质上的反映，有些可以是偏颇体质。如《伤害论》中曾多次提到"酒客"即指湿热体质者。

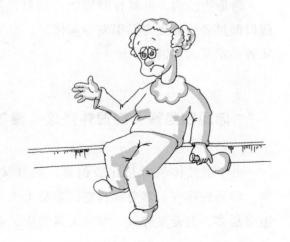

酒也会推进湿热体质的速度，对于男士来说，酒成为形影不离之物，工

作宴请、朋友聚会、各种应酬使酒占尽了主角的地位。酒本身是液体，自然含湿在其中，而其又是五谷杂粮发酵配制，使得热量很高乃大热之物。所以单单酒这一样就包含湿与热混杂其中，大量饮用后，就会将湿与热带入体内，使体内湿热大于身体的临界线，在产生湿热体质的基础上，加重湿热体质的速度。

如果长期饮用白酒易引起多种疾病，如胰腺炎、胃炎、肾炎、造血功能障碍、酒精依赖、咽喉癌、乳腺癌、口腔癌、中风、骨质疏松等。据统计，酗酒者比不喝酒者平均短20年的寿命。酒精还易导致记忆力和智力减退，注意力涣散，判断力下降。酒后受孕易产生低能儿及畸形儿。饮酒过量易诱发酒精性脂肪肝，导致肝纤维化，并且对老年人神经系统有碍。而酒中湿热太重，是形成湿热体质的推手，所以饮酒后痘会长得更厉害，湿疹更严重，阴囊更潮湿，并会出现酒糟鼻。心血管疾病患者一定要戒酒。

人们在日常生活中喜欢在饮白酒时掺加啤酒，这种做法对身体是极有危害性的。由于啤酒是低酒精饮料，含有大量二氧化碳和水分，如果同时与白酒饮用，就会使酒精加重在全身的渗透，对肝肾、肠胃等脏腑器官产生刺激和损伤。并影响消化酶的产生，使胃液分泌减少，导致胃肠炎、胃痉挛、心血管损伤。

酒是热性的，虽然有助阳热的功效，但同时也有生湿热的弊端，所以湿热者饮酒更容易引发身重体乏、口干口苦等不良症状。湿热体质者一定要远离酒。

 ## 你可别急躁，内湿外热这"躁"除不掉

由于湿热体质者热比较偏盛，而且又有湿的存在，所以当天热时，容易发脾气，多急躁易怒，容易上火。这种情况尤其以血压高的患者居多，老爱发脾气，常发无名之火，总是为了一件不起眼的小事

就会大发脾气，从而加重湿热。

五志过极，皆可化火，而过激的情绪耗血伤阴，或助火生热，就会加重湿热体质中热邪的偏颇，所以湿热体质者应该注意心理的自我调适。我们传统的文化中就注重修身养性，道家和儒家的一些文化典籍中文化内涵非常丰富，应该多汲取，以增加自身的文化底蕴。当不良情绪出现时，要根据情况分别采用疏泄、平衡、制止、转移等不同的方法，化解或释放不良的情绪，达到平衡心理、提升心理素质。

湿热体质者要学会正确对待喜与忧、顺与逆、苦与乐，保持稳定的心态，舒缓情志，安神定志，急躁根本解决不了问题。不要大喜大悲，遇到挫折要保持乐观的心态。要遵循《黄帝内经》中"恬淡虚无""精神内守"的养神大法，顺势而为，遇事不慌，沉着冷静。工作要有条不紊，起居要有规律，不要因非原则性的问题与人争吵。那些有输赢的活动少参与。闲暇时间应该多听听音乐。这不但有利于调整情绪，也对睡眠有利。

湿热体质者也要学会转移情绪，当遇到苦闷和烦恼时，应该把注意力迅速转移到别的地方去。如碰到不顺心的事时，可以暂时躲避下，去同别人聊聊天或是到另外一个环境中去。这样就把原来不良的情绪很快冲淡以至赶走，使心情重新恢复平静和稳定。要学会向别人倾诉，通过倾诉让自己的心情得到解脱，会使自己的心境由阴转晴。要宽以待人，在日常交际中，人们之间不免有这样或那样的矛盾，在碰到争吵、纠葛时，只要不是大的原则问题，应该与人为善，宽大为怀，绝不能有理不让人，无理争三分，更不要因为一些鸡毛蒜皮的事而争得脸红脖子粗，甚至拳脚相加伤和气。

对于湿热体质者来说，兴趣是保护良好心理状态的重要条件，培养广泛的兴趣爱好也是缓解急躁情绪的最重要的方法。人的兴趣越广泛，适应能力就越强，心理压力也会越小。平时应该多看看书，根据个人的喜好写字、创作、弹琴、舞剑、绘画、钓鱼、种花、养鸟等。当你的兴趣越广泛，生活越丰富、越充实，就会越有活力，让你觉得生活处处充满阳光。

人生五味，对于那些美好、幸福、快乐的往事要常常回忆，让那些心中泛起的层层涟漪激发自己开拓未来。对于那些不快乐、不美好、不幸福的事情、诸多的烦恼应该尽量从头脑中抹掉，切不要让阴影笼罩心头而失去动力。这对湿热体质者缓解急躁的情绪都很有利。当心境平和后，就有助于在精神上调节湿热这种偏颇的体质。

养成良好习惯，远离湿热

体质是先天之本，但后天也可调。一般十人中可能有一人是先天湿热体质，体内湿热大多容易产生口臭、睡眠不好，消瘦或虚胖等症状。脾胃运化功能、肠胃消化能力等都不很好，是湿热体质的重要表现。而且湿热体质者容易出现面色发暗发黄等症状。如何调理和改善一个人的湿热体质？

湿热体质者一定要注意改善起居环境和饮食调理，不宜酗酒、暴饮暴食，少吃肥腻食品、甜味食品，以保持好良好的消化功能，避免水湿内停或湿从外入，这也是预防湿热的关键。要多吃有水分的水果，多吃青菜，不要吃太辛辣的东西，否则就容易上火。要早起早睡，早起出来活动以出汗为止，以帮助排湿，而大汗淋漓会损伤气。室内经常通风换气，养成按时大便的习惯。衣着宜宽松，不宜紧身束口，注意卫生清洁，保持面部、头部、身体等肌肤干燥清洁。

对于一个人来说，先天体质后天保养都很重要，湿热体质者更应该按时吃饭、少熬夜，作息要有规律，一定要注意生活规律和吃饭等基本问题，万病都离不开这一点，否则即使吃再多的苦口良药也达不到根治的效果。所以一定要按时吃饭，不能懒惰，定时定量最好，或者饮食上要少吃多餐，对脾胃功能调理也很有利。脾胃好自然能加快代谢，将身体内多余的水分顺利代谢出去，就不会因久滞而产生湿气。

　　运动也是很好的疗法，特别是在晨起吃饭后，出门做半个小时或一个小时的微量运动，如使用公园里的健身器材，练练瑜伽、跳跳健身舞，老年人可以打打太极拳等，应该都是不错的选择。要以身体稍稍出汗为宜，不要过多。要注意运动前适量饮水，以便排汗。

　　湿热体质者爱发脾气，多性格急躁易怒，所以应该保持平衡的心态，遇事不急不躁，对棘手的问题要冷静处理。凡事要多为别人着想，学会克制感情上的冲动。对不良的情绪要学会如何释放和化解。

　　对于湿热体质者来说，只有养成良好的习惯，并结合适合自己的养生方法，才会取得更好的效果，祛除体内的湿热，给自己一个健康的体魄。

湿热体质的美食养生

泥鳅炖豆腐

　　⊛ 配方：泥鳅300克，豆腐150克，葱段、姜片、料酒各适量。

　　⊛ 烹制方法：将泥鳅去掉体外黏液、洗净，再切成块，将豆腐切成块，与泥鳅一起放入锅中，倒入适量清水，放入姜片、葱段、料酒，用大火煮沸后，再转入小火煮至泥鳅熟透，加入少许盐调味即可。

　　⊛ 用法：可空腹食用，用于小便不利、消肿、湿热黄疸等症。

板蓝根炖猪腱

　　⊛ 配方：猪腱（即猪前小腿的肉）60克，板蓝根8克，姜片1克，蜜枣半粒。

　　⊛ 烹制方法：先将猪腱清洗干净，切成大片，用水冲洗一下板蓝根片，将所有的材料放到炖盅内，加水用猛火炖3小时，保温至饮用时再加入食盐调味。

✸ 用法：吃肉喝汤。猪腱肉质嫩滑，经过炖煮后，稍带肉质纤维，很有咬头，可以起到消肿，祛热的功效。

竹笋西瓜皮鲤鱼汤

✸ 配方：鲤鱼1条（约750克），西瓜皮500克，鲜竹笋500克，眉豆60克，红枣、生姜各适量。

✸ 烹制方法：竹笋削去硬壳，再将老皮削去，切成横片，用水浸1天，将鲤鱼去鳃，内脏，但不要把鳞去掉，洗净后煎至略黄。将西瓜皮、眉豆、红枣、生姜洗净，然后把全部板料放入开水锅内，用大火煮沸后，再用文火煲2小时，加精盐味精即可食用。

✸ 用法：可分次食用，此汤具有健脾利水，祛湿降浊的功效，适用于小便短小、身重困倦、高血压。能帮助消化、防治便秘，同时也有防癌的作用。

白玉猪小肚汤

✸ 配方：猪小肚500克，玉米须60克，白茅根60克，红枣10个。

✸ 烹制方法：将猪小肚洗净后切成块，用生粉、盐拌擦，再冲洗干净。先放到开水锅里煮15分钟，取出再用清水冲洗。将红枣去核后，与玉米须、白茅根一起洗净，用清水稍浸泡片刻，与猪小肚一起放到瓦罐内，加入8碗左右的清水，先用大火煮沸后，改用小火煲2小时，可加入生油和盐。

✸ 用法：喝汤吃肉，能起到祛湿消肿的作用。

薏米银菊饮

✸ 配方：薏米60克，金银花15克，野菊花15克，蒲公英15克，甘草9克。

✸ 烹制方法：将薏米洗净，用清水泡透放入锅中，先用大火煮沸后，再转成小火煮20分钟，放入金银花、野菊花、蒲公英、甘草，煮 10 分钟。

✿ 用法：可代茶饮，每日两次，具有清热、解毒、利湿的功效。

青龙白虎汤

✿ 配方：鲜萝卜丝 100 克，鲜橄榄 5 枚。

✿ 烹制方法：先将橄榄劈开，把鲜萝卜切成丝一起放到锅中，加入 500 毫升水煎煮 20 分钟，去渣取汁饮用。

✿ 用法：可代茶饮，每日两次，具有清肺化痰，解毒利咽的功效。

凉拌三皮

✿ 配方：黄瓜皮 200 克，西瓜皮 200 克。冬瓜皮 200 克，盐适量。

✿ 烹制方法：将冬瓜皮刮去绒毛，西瓜皮刮去外皮，洗净后与黄瓜皮一起，放到锅中，用沸水焯一下，待冷却后切成条，盛入盘中，加少许盐拌匀即可。

✿ 用法：这是一款清热、利湿、减肥的良菜，当然经常吃些会有宜。

 中医告诉你如何更美丽、健康

湿热体质的经络调养以清热、化湿为基础。解决体内的污浊之湿气，多疏通胆经、脾经上的穴位。下面介绍几种简单实用的方法。

按摩

承山穴，在小腿肚子下方正中，这里肌肉分成"人"字形，承山穴就在人字中间，由于承山穴在足太阳膀胱经上，而膀胱经主人体一身的阳气，所以刺激它能振奋膀胱经的阳气，从而使湿气排出人体，是除湿效果很好的穴位。

双脚站立，脚跟要稍稍抬起，将重心落到脚掌前2/3处，即涌泉穴上。在胸前将两臂交叉环抱，会使全身都放松下来。由于这个动作简单，不受时间和地方的限制，可以让你随时都可以做，每天进行半小时到一个小时应该有不错的效果。在做这个动作时，由于受力部位刚好偏于两腿前外侧和小腿肚子，两腿前外侧受力鼓动多气多血的足阳明胃经，人体的气血就会通畅，而腿肚子所受力，正作用于承山穴，也就好比是对承山穴按摩。可以起到驱除体内寒湿，减缓疲劳的效果。

肺俞穴，湿热体质偏于湿热内蕴，有痤疮、口臭的症状，可以选用肺俞穴。肺俞穴位于背部第三胸椎棘突下左右旁开二指宽处。肺俞穴中的肺即为肺脏，俞就是输的意思。所以，从字义上看，肺俞穴就是指肺脏的湿热水汽由此外输膀胱经。对清肺经的湿热疗效显著。取穴时一般采用正坐或俯卧姿势，在穴位上，用食、中二指端按揉，揉15~30次，用两手大拇指指腹自肺俞穴沿肩胛骨后缘向下分推，分推30~50次。

将肘部弯曲，找到肘部最突出的骨头，然后再找到弯曲合上的点，突出的那个骨头和这个点间的中间点就是曲池穴，按压它时有一种酸痛感，用拇指或中指指端按揉曲池穴，每次1~3分钟，每日按摩1~2次。这样不但以改善湿热体质，还可以祛除脸上的痘痘。

拔罐

人体背部的背俞穴与相应脏腑位置的高低基本一致，古人就把身体比作大自然，而人体的经络好比是地球上万亩良田水渠，当水渠出现淤积，水流就不能畅通，田地会变得萎靡不堪。而拔罐可以起到疏经通络的作用。对背俞穴拔罐就是要把对应的五脏六腑中的郁气吸出来，从而达到清热泻火，祛风除湿，行气通络的功效。

捏积

脊背是全身气血运行的大枢纽。"捏积"就是"捏脊"，其方法是用手指捏起脊背上的皮肉，用力往上提，从尾椎一直捏到颈椎，如果是高血压患者可以换个方向，从上往下捏。也是湿热体质者养生保健的有效方法。

膀胱经是人体部位最广的一条经脉，阳气最多，而且膀胱经跟肾经相表里。肾主水，而总管全身水液代谢的是膀胱经，更重要的是膀胱经还有一个特殊的作用，对其他的脏腑起到联系的作用。肺俞、厥阴俞（即心包俞）、心俞、膈俞、肝俞、胆俞、脾俞、胃俞、三焦俞、大肠俞、小肠俞、膀胱俞都在膀胱经上，分布于督脉两侧。而捏脊可以疏通全身气血的大枢纽，并能把五脏六腑的气机疏通一遍。通过捏积，将瘀滞在体内的邪气捏散，脊背这个人体大枢纽气血通后，就会百病不生，也会让身上的一些大小毛病消失。

 ## 保证睡眠，静养心神，减少湿热的困扰

湿热体质者表现为脸色发黄、发暗且油腻，皮肤容易生疮，并且红肿痛痒，口臭、口干、体味较大。湿热体质者比较容易烦躁，脾气大，经常会有压抑、紧张、焦虑的情绪。对于湿热体质者来说，保证睡眠的质量，静养心神，就可以减少湿热的困扰。

要改善湿热体质，湿热体质者首先应该做到不熬夜、保证睡眠时间和质量，如果经常熬夜就会出现舌苔黄厚，而睡个好觉就能使厚苔退去，祛除湿热。所以良好的睡眠有祛湿清热的作用。睡得好就会神清气爽、皮肤光洁，"女人的美丽是睡出来的"当然也就不是妄谈。

很多人形成白天睡觉，晚间工作的惯常作息，但最好不要熬夜，否则就会加重湿热体质。从中医角度分析，白天与夜间是一个阴阳交

替的过程，在白天人们进行工作，而晚上则是阳气潜藏、人体自我修复的时间。如果晚上不睡觉，就会导致体内阳气浮越，出现"火气"的种种表现。晚上不睡觉也会使五脏休整功能受到影响。尤其能伤脾胃、伤肝，导致肝火旺。脾为湿困，身体会出现湿热症状。而晚上天凉，很容易受风邪、湿邪困扰，易导致体质偏颇。

但有些人的工作必须是"黑白颠倒"的作息，没法改变。如果这样，应该尽量形成自己的规律，最好在午夜 11 点至 2 点时睡一会儿，可收到事半功倍的效果。中午也可以小睡一会儿。可以分阶段、周期性地进行适当换班，并且要抓紧在周末的休息时间内正常休息。在夏季熬夜时，切忌把空调温度调得很低、喝冰冻饮料，以免损伤脾胃，导致胃脘绞痛、肠鸣腹泻、口腔溃疡、痤疮等症的出现。

下班后，如果夜班族感觉肚子饿，可以吃一些易消化的食物，如小米粥等，但在临睡前不宜再摄入正餐，特别要避免摄入高热量、高脂肪的煎炸食物，以免加重湿热症状。也可以用一些有效的方法进行自我调理。如出现湿热症状，可以采取清肝热方法进行调理，选择使用夏枯草煲汤或泡茶饮用。

长期熬夜并有抽烟习惯的夜班族容易伤肺，可以选择养肺的麦冬、百合、雪耳进食。体质虚弱的女性夜班族容易使阳气受损，要切忌喝过多凉茶，可以选用健脾的淮山药、莲子煲汤进行调理或选用当归、红枣煮鸡蛋食用。

湿热体质常见性情急躁易怒，焦虑紧张压抑，由于静能生水清热，有助于肝胆舒畅。所以要注意静养心神。静养心神可以经常练习深呼吸，将气息深吸至小腹部；也可以多听听流畅悠扬舒缓有镇静作用的音乐。当然练习瑜伽、太极拳、气功、舒展优雅的舞蹈都是不错的选择。

第七章
五心烦热，阴虚体质要补阴

　　阴虚体质是由于脏腑功能失调，而出现体内阴液不足，易出现失眠、健忘、盗汗等症状。食疗是阴虚体质者最好的方法，以达到滋阴清热的效果。阴虚体质者最主要是养阴，平时要有好的起居生活，养成良好的习惯。

中医眼中的阴虚体质

　　阴虚体质是指，在脏腑功能失调的情况下，易出现体内阴液不足，阴虚生热的症候，常表现为两颧潮红、形体消瘦，潮热盗汗、手足心热，头发、皮肤干枯，口干，舌干红、少苔、甚至光滑无苔。

病因

　　阴虚体质者多因燥热之邪外侵，多为先天不足，如孕育时父母体弱，或年长受孕、早产等。后天失养也是形成这种体质重要的原因，如过食湿燥之品，房事不节、忧思过度、久病之后而发病，所致纵欲耗精，积劳阴亏或出血性疾病等。在干燥、多风、强紫外线辐射的西部地区容易产生这种体质，多见于年轻人及学生。平时喜欢吃煎炸烧烤食品或嗜好烟酒以及生活压力增加都可以产生这种体质。

具体表现

　　阴虚体质者经常感觉身体、脸上发热，耐受不了夏天的暑热干燥，耐受冬季不耐受夏季。皮肤干燥、口渴喜冷饮，经常感到手脚心发热，面颊潮红或偏红，舌红少苔少津，脉象细弦。皮肤偏干，易生皱纹，出现黑眼圈，常感到视物模糊，眼睛干涩，经常有口干咽燥的感觉，容易失眠，经常大便干结、便秘等。阴虚体质者性情上常表现为急躁，外向好动，活泼。平素易患阴亏燥热的病变或病后易表现为阴亏症状。

阴虚体质的调养

方法一，阴虚意味着精、血、津液不足，在不足的情况下，阴无法遏制住阳，使阳气偏旺，而阳盛易出现新陈代谢加快，体内津液耗损过度而形成干燥、口渴、便秘、体热等症。所以阴虚体质的人要注意养阴降火，滋阴润燥。可多食绿豆、赤小豆、芝麻、瘦猪肉、鸭肉、龟、鳖、海蜇、冬瓜、荸荠、百合等甘凉滋润之品，少食羊肉、狗肉、韭菜、葱、蒜、辣椒、葵花子等性温燥烈之品。

方法二，居住环境宜安静，起居要有规律，睡前不要锻炼、玩游戏和饮茶。保证一定的时间午休，避免做剧烈运动、熬夜和高温酷暑下工作。宜戒烟酒，节制房事，防止热毒伤阴。

方法三，进行体育锻炼时，只适合做中小强度、间断性的身体练习，可选择太极剑、太极拳、气功等动静结合的传统健身项目。锻炼时应该控制出汗量，及时补充水分，皮肤干燥者可以多游泳，但不宜洗桑拿。

方法四，遇事要冷静，平时宜克制情绪，正确对待逆境和顺境，可以用下棋、练书法来怡情悦性，用旅游来陶冶情操、寄情山水。平时多听一些曲调舒缓、抒情、轻柔的音乐，防止恼怒。

 阴虚体质的具体症状

阴虚同阳虚是相对的，也被称为"阴虚阳亢"指津液或精血亏损，阴分不足，荣养、滋润不够，因阴不制阳的病理变化出现的病理现象。

阴虚体质可分为两种表现，一是出现功能亢奋症状，是由于阴虚体质新陈代谢过快，耗氧量及产热量增加，人体处于持续亢奋状态所致。一是表现为体内营养物质阴液不足，对全身的滋养功能减退而表现出"干燥"的特征。

由于阴虚不能制火，火炽则灼伤阴液而更虚，两者常互相影响，所以阴虚容易出现五心烦热或午后潮热、颧红、盗汗、消瘦、情绪急躁、舌红少苔、容易失眠，即便精神疲倦但难以入眠，或睡眠中较多出汗，经常大便干结、心慌，脉搏细数，男子性亢进或频繁遗精，妇女月经量反而增多等。而许多慢性疾病如甲亢、高血压、糖尿病、慢性肾病、更年期综合征等一系列疾病均有不同程度的阴虚表现。主要表现为以下症状：

1. 阴虚内热的基本特征是缺乏滋润、干枯，有内热，少苔，舌干红，长期干咳及肺痨。

2. 两目干涩、耳鸣、失眠、健忘。

3. 皮肤生斑，由于阴虚体质者内热、火燥，皮肤也会表现出干燥，面色晦暗，或出现口腔溃疡反复发作或较多色素斑等症状。

4. 阴虚体质者如果再有瘀血倾向，比较容易生肿瘤。

5. 虽然阴虚体质者形体消瘦，但血脂照样会偏高，当出现一定程度的阴虚，血液黏稠，就会易患高血压、高血脂。

6. 糖尿病初起阶段一般表现为阴虚，出现口干、饮不解渴，皮肤变干变薄。

7. 尿少、尿黄赤，便秘。

8. 女性月经通畅时，表现为月经提前，月经减少或阴道干燥而性交疼痛。如果比较严重的情况，会出现闭经，叫作血枯经闭。

9. 形体消瘦、皮肤起皱、头发干枯。

10. 视力减退较快，腰酸腿软，耐冬而不耐夏。

从中医上看，不同阴虚体质者有不同的表现：

肺阴虚：阴液不足而不能润肺，主要表现为手足心热、口燥、痰少、干咳、便秘、盗汗、少津脉细、苔少质红或咯血等。

心阴虚：劳神过度久病或热病耗心阴所致，出现心烦、易惊、心悸、失眠、健忘等。

肾阴虚：肾阴亏损，阴不制阳，致虚火虚热内扰，甚则动血扰神，产生骨骼、脑髓、发、齿、官窍失养的病理变化。

肝阴虚：指肝脏阴液亏虚的症候，肝阴不足，多由气郁化火，肝病及温热病后期耗伤肝阴，或肾阴不足所致。有肋痛目涩、五心烦热、眩晕耳鸣、潮热盗汗，口燥咽干或手足蠕动，经闭经少等症状。

 ## 阴虚体质的食疗注意事项

对于阴虚体质者来说，进行食疗是实现养生目的最好的方法。通过食疗进行调理身体也是大家比较容易接受的，阴虚体质者在进行食疗时，要知道哪些食物有利于阴虚体质，并应该弄清注意哪些事项，以利于阴虚体质的养生。

对于阴虚体质者来说，最关键在于补阴，充足的阴液可以抑制功能亢奋和"虚热"，应该选用提高免疫力、养阴、生津、保护肝脏、除虚热的饮食。应吃些清甜的水果，如苹果、柿子、雪梨、葡萄、西瓜以及莲藕。新鲜的脆藕对阴虚内热的人很有益。如果稍微老一些，比较面，比较老，则补脾胃的效果比较好。新鲜的藕在夏天榨汁吃，既养阴又清热。还有甘蔗也不错。虾热而蟹寒，所以多吃蟹对阴虚者很有好处。如果有气虚阴虚者，在吃螃蟹时配些姜汁，放一些紫苏叶，可以起到缓解螃蟹寒性的作用。

阴虚体质者还可以吃一些鸭肉、蹄筋、龟肉、鳖肉、蛙肉、蚬肉、海参、墨鱼、牡蛎肉、鲛鱼、羊奶、酸奶、豆腐浆、水煮花生、西米、糯米、芝麻、黑木耳、银耳、金针菇、草菇、平菇、蘑菇、番茄、菠菜、青菜、淡菜、黄芽菜、山药、绿豆芽、酸梅汤、柑子、橙子、草莓、柚子、无花果、百合、橘子、枸杞、桑葚、香蕉、蜂蜜、蜂王浆、南北沙参、地黄、何首乌、白芍、阿胶、燕窝等。

　　由于温热性食物及辛辣调料容易伤阴有助热，对于阴虚体质者来说不宜多食用。在夜间阴虚体质者要少喝兴奋饮料，如咖啡、茶等，而烟酒伤阴，加重内热，所以应该戒酒忌烟。

　　食物的烹调方式对阴虚体质者也有很大的影响，如果用煮、蒸、炖、焖的方式，所食用的食物就不容易上火，但煎炒或油炸的食物却容易上火，就算食物本身的性质不是那么热，经过上述加工方式后，就使其性质发生变化，也容易上火，从而伤阴，让人变得又干又热。所以对于阴虚体质者来说，煎炸烧烤的烹调方式非常不好。肉类食物要少放大茴香、小茴香、八角之类的调料。过多的佐料会使阴虚体质者一吃就容易上火。尤其南方有阴虚内热的女性对这个特别敏感。狗肉、羊肉、虾都不利于阴虚内热者。

　　以上就是对阴虚体质者食疗养生注意事项的分析，阴虚体质者在进行食疗调养时，一定要结合自身的实际情况，根据自身的喜好选择最佳的适合方案，达到最大限度地养生目的。

注意平时的生活起居，养成良好习惯

　　由于阴虚体质者形多瘦小，而瘦人多火，常出现口咽干燥，手足心热，喜凉畏寒，冬寒易过，夏热难受。所以对于阴虚体质者来说，要根据自己的情况，制定一个良好的生活起居规律，调节好肾脏。

　　保证夜晚人体的滋阴时间，应该是解决阴虚问题的根本之道。所以应该保证睡眠质量好起来。阴虚体质者在夏天要注意睡好"子午觉"，注意个人卫生。立夏后，昼长夜短开始明显起来，在此时应该顺应自然界阳盛阴衰的变化，相对应该晚睡早起，以接受天地的清明之气。一定要注意睡好"子午觉"，即晚23点入睡及午睡。这样既能起到保证精力充沛的作用，而且对心脏也有很好的养护作用。

要注意在春天照顾好两头，即头颈和双脚。尤其是老人，在乍暖还寒的气温下，不要过早摘掉帽子和围巾，否则容易遭受风寒侵袭，导致伤风感冒加重颈椎病的症状。由于人体下半部血液循环比上半部差，容易受风寒侵袭，所以寒多自下而生，春季穿衣应该注意"下厚上薄"。

长时间停留在烈日下或闷热环境中以及出大汗都会伤津损阴，加重阴虚。不管天气再炎热，也不要穿过于暴露身体的衣服，不能在夜晚贪凉而睡在室外，这样容易使外邪侵入人体，造成大病。此外，空调、电扇、穿堂风，都属于虚邪贼风，入睡后易受风而患面瘫、坐骨神经痛、关节炎、腹泻等。所以不能过度贪凉。为了舒服度过炎热的夏天，阴虚体质者最好穿丝绸质地的衣服，舒畅凉快的棉质衣服也较适合。要吸汗透气，但要避免穿化纤布料、吸水性差的衣服。

由于夏天炎热，怕热易出汗的阴虚体质者应该注意个人的卫生。汗液及身体的代谢产物容易在高温环境下滋生细菌，所以床铺应该经常洗换，习惯裸睡者最好一周换洗一次，凉席、薄被使用前应该在太阳下暴晒两小时，以防螨虫感染，每天要洗澡，水温不宜过高，以免引起皮肤干燥。

当南方进入梅雨时节，阴雨连绵，湿度很大，容易大量滋生蚊蝇，使得各种疾病容易传播，此时要做好除湿的工作，并要用白芷、苍术、艾叶等纯中药材为主要原料的烟熏剂熏，这样不但能驱除房间的蚊蝇，对人体也没有毒害作用。

在冬季，阴虚体质者虽然喜欢湿润又不怕冷，但仍然需要防寒保暖，但不要暴暖，尤其是忌讳穿过厚的衣服。穿衣以温暖不出汗为宜。在寒湿地区炭火取暖或用电暖器时，不可以灸手，手足应心，引火入心，就会使人烦躁。也不可以炎火灸腹背，以免身体阳气发于外而导致寒邪入侵。

　　我们日常生活中不乏肝郁气滞者，特别是白骨精（白领、骨干、精英），工作压力大、情绪焦虑、心情烦躁，而晚上夜生活丰富，日夜颠倒，这样的生活方式容易使都市人群养成阴虚肝郁体质。应该放慢生活的脚步，妥善安排工作和生活，尽量避免着急上火、焦虑不安，改善饮食调理和起居环境，不宜酗酒、暴饮暴食，少吃甜味、肥腻食品，保持良好的消化功能。要注意避免房事不节、久病阴伤、情志而内伤，一定要养成良好的生活习惯和健康的生活方式。

 要运动也不要忘了养心

　　内练生津、咽津养阴的方法对肝肾调养大有好处，所以阴虚体质的人应重点锻炼肝肾之功能。锻炼时要控制出汗量，并及时补充水分。由于阴虚体质者情绪变化比较大，容易心烦、压抑而又敏感，睡眠时间比较短，所以养心也很重要。

　　阴虚体质者要避免剧烈运动，尤其是在高温下大汗大渴等，都会耗血伤阴，加重阴虚倾向。所以阴虚体质者不可进行大量运动，运动也不能过度剧烈，运动时间也不宜过长，否则都不利于养阴护阳。要做到劳逸适度，不适合冬练三九，夏练三伏，因为在三九、三伏天都不宜大汗，三九天大出汗会扰阳气，不利封藏，会使开春虚火上升；三伏天出大汗则伤阴、消耗体力，让人明显疲乏。

　　阴虚体质者要防止出现关节不利涩滞，在进入中年后，不能经常做磨损关节的运动，尤其是膝关节，不适合登山、上下楼梯、在跑步机上锻炼。应该做一些中小强度、间断性的锻炼，可以选择做操、太极拳、太极剑、八段锦、气功、游泳等。可以尝试一下"吞津练精法"，即每日晨起时，口唇微闭，舌抵上颚，当嘴里的唾液增加到一定量时，随意将其缓慢吞下，反复3~4次。

　　虽然阴虚体质者不适合做过于强烈的运动，但可以在清爽的早晨散散步，在室内甩甩腿，扭扭腰都有助于活动气血。也可以去凉爽安静的博物馆、图书馆、画展上溜达溜达。由于木制品容易受潮，外出乘凉、散步、游玩时不要在摆放在室外的木凳上长时间坐。否则一旦温度升高，就会将潮气散发给人体，久而久之，会诱发风湿、痔疮和关节炎等病。而且在盛夏要谨慎防热伤风，不要冷水洗头、洗澡、冷水浸泡手足。

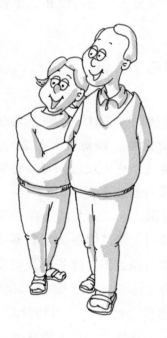

由于夏季气温过高，运动时应该做到适时、适地、适量，以避免强烈阳光对皮肤和身体的损伤。运动应该安排在早晚，提倡轻松运动，如散步、拳操、游泳，时间应该控制在 20～30 分钟。要选择阴凉通风、环境幽雅的地方。如果在室内运动，应该打开门窗，以保持空气流通。阴虚体质关节容易缺乏润滑液，要经常活动前臂、腕关节，使气血流畅，无汗出伤阴之扰。

阴虚体质者性情比较急躁，常常心烦易怒，这是阴虚火旺导致的，应在生活中减少激怒的次数，适当到郊外散散心，远离城市喧闹。

外事感于心，五志六欲七情又都统于心，所以心易为物所感而妄动。而心动则君火动。要使其动而不妄，应该息心静虑，让心不为物欲所迁，情欲所去。"正心、养心、收心，皆所以防此火之动于妄也"。所以不管做什么事情，尊崇道德规范，要控制自己的欲望，调整自己的情绪，凡事要做到问心无愧，减少外界刺激对心理的影响，凡事应该三思而后行，心态要平和，不怨天尤人，不亏欠任何人，坦然对待人生的起伏。

长期阴虚，你容易提早进更年期

中医认为，不管是男性还是女性，进入更年期容易肾气渐衰，或是月经将绝，冲任二脉虚损或是精血不足，脏腑功能紊乱，气血失调，肾阴阳失和。所以对于阴虚体质来说，一定要调整好自己的体质，以免提早进入更年期。

在生理上，肝肾是密切联系的，就会使肝肾阴虚的症状经常同时出现，如失眠、头胀、眩晕、耳鸣、五心烦热、舌红少津、视物不清、腰膝酸痛、脉搏细速或者细小无力等。由于肾与神经系统、荷尔蒙分泌、骨骼、生殖和泌尿系统有关，如果肾部缺乏滋养，容易导致关节疼痛、腰腿酸软、头晕耳鸣、心烦易怒以及容颜憔悴等诸多不适症状。更年期时男女荷尔蒙分泌有所转变，肾阴虚情况更为严重。相当一部分人表现出不适症状乃至更年期综合征。而肝肾阴虚者最多，约占七成，所以在治疗时应以补脾肾、调冲任为主，兼以疏肝理情志，适劳逸、节嗜欲、慎起居予以配合。

阴虚者最显著的特征就是热象明显，但不是真的火，由于阴虚不能制火，所以应该进行补水，要多吃一些含水分、养阴的食物。如吃秋梨时一定要带皮吃；甘蔗，甘甜滋润；而江南流行的"水八仙"，即莲藕、水芹、慈菇、茭白、荸荠、芡实、莼菜、菱都是清爽可口的养阴佳品。最知名的六味地黄丸是常用的滋阴中药，它可以滋补肾阴，最适合伴有耳鸣健忘、腰酸膝软者；石斛夜光丸可以养肺胃之阴。而天冬、麦冬、女贞子、枸杞、玄参、旱莲草等都是常用的滋阴中药。

由于天气等原因，人们容易在夏季出现烦躁，而人们进入更年期后，更容易出现焦虑、烦躁等不良情绪，会加重肝肾阴虚症状。所以不管男性还是女性，当进入更年期时，应该善于做好自身的情绪管理。多与人交流，要多想开心事，积极参与一些群体活动，独处时可以写写日记或是听听音乐，俗语曾说"心静自然凉"，所以一定要从情绪上先将火降下去。

当你进入更年期时，除了要通过食疗解决肾阴虚的问题，最好是到正规的医院进行彻底检查，并且要配有相应的药物治疗，保持良好的生活作息规律和精神状态非常有必要。如果女性一旦发现自己在更年期有急躁、潮热、失眠、健忘、心神不安等症状时，应该及时就医，以免耽误治疗。

长期盗汗，阳气丢了成阴虚

中医认为，盗汗属阴虚，阴虚则阳必凑之，阳蒸阴分，津液越出，而为盗汗，其症状为盗汗、烦热、口干。盗汗为阴阳失调，腠理不固而致汗液外泄的病症，是阴虚火旺，表现为夜寐盗汗，或有自汗，五心烦热，或兼午后潮热，口渴、两颧色红，舌红少苔，脉细弱。

一般情况下，出汗有生理性和病理性两类，病理性出汗主要有自汗和盗汗之分，自汗为昼日自然出汗，动则更甚，阳气不固而津液外泄是其主要的原因，盗汗为睡中汗出，醒后即收。阴虚热扰，阴液不能敛藏，两者往往相互影响，互为因果。要防治阴虚盗汗，要做好以下几个方面：

1. 在药物治疗同时，应该加强体育锻炼，注意劳逸结合，养成有规律的生活习惯。

2. 在饮食方面，要摸索出与自己病症有利和有弊的饮食宜忌规律，采取最适合自己食疗的调养。如果属于血热、阴虚及阴虚火旺者，应切勿饮酒，禁食辛辣动火食物，并多食一些养阴清热的新鲜蔬菜，以使汗腺的分泌功能牢固在机体健康的基础上，并得到恢复。

3. 如果条件允许时，适当调节一下居住环境的湿度与温度，如阴虚血热者的居住环境应该稍偏凉一些等。

4. 阴虚盗汗者的睡衣、被褥、铺板等应该经常拆洗或晾晒，以保持干燥，并要经常洗澡，以减少汗液对皮肤的刺激。

5. 重症盗汗且长期卧床的者，其家属要特别注意加强护理，避免发生褥疮。还要对病人的面色、神志、出汗量大小注意观察，如果出现特殊改变应该及时向医生报告。

防治阴虚盗汗，做好以上几个方面的同时，下面介绍几款家庭容易制作的防治盗汗的药膳，供盗汗患者选用。

龙眼人参饮

❀ 配方：龙眼肉 30 克，人参 6 克，冰糖 30 克。

❀ 烹制方法：将人参切薄片，把龙眼肉洗净，然后与冰糖共放碗内，加水适量，放到蒸锅内蒸 1 小时左右，取出后待凉即可食用。

❀ 用法：每天一剂，1 天内分 2 次吃完，适宜于气虚盗汗者。

银耳红枣汤

❀ 配方：银耳 30 克，红枣 20 克，冰糖适量。

❀ 烹制方法：用温水先将银耳泡发，将蒂头除去，洗净后撕成小块。洗净红枣后撕开，将银耳和红枣共入锅内加适量水，用小火慢煨至银耳、红枣熟透，放入冰糖溶化调匀，即可出锅食用。

✿ 用法：每天 1 剂，分 2 次食完，适宜于阴虚盗汗者。

参苓粥

✿ 配方：粳米 100 克，人参 10 克，白茯苓 20 克，生姜 10 克，食盐、味精适量。

✿ 烹制方法：先将人参、茯苓、生姜加 600 毫升水煎熬后，去汁取渣待用，然后将淘洗干净的粳米，放入药汁内用小火煮粥，煮至粥熟时加入食盐、味精调匀即可。

✿ 用法：每天 1 剂，空腹分 2 次食用。适宜于气虚盗汗者。

黑豆浮麦汤

✿ 配方：黑豆 50 克，浮小麦 30 克，莲米 15 克，红枣 10 枚、冰糖 30 克。

✿ 烹制方法：分别把黑豆、浮小麦淘洗干净，共放锅内加 600 毫升水，用小火煮至黑豆熟透，去渣取汁，然后将莲米和红枣放入述药汁，煮至莲米烂熟时放入冰糖，溶化起锅后即可食用。

✿ 用法：每天 1 剂，分 2 次吃完，适宜于阴虚盗汗者。

黄芪二蜜饮

✿ 配方：黄芪 30 克，蜂蜜 30 克，糯稻根 30 克，麻黄根 15 克。

✿ 烹制方法：将上述三味药同放锅内，加 3 碗水，煎煮至 1 碗时。将药渣捞去，加入蜂蜜溶化后即可。

✿ 用法：每日 1 剂，分 2 次饮用。适宜于气虚盗汗等。

阴虚的人经常便秘

每个人的身体里都蕴藏着生命之泉，也就是通常所说的"津液"，而相对于阳气来说，这些津液就是"阴"。关节、肠道、口腔、汗腺等等，它们无处不在。于是在津液循环流动下，我们身体的每个角落得到滋润。

但在日常的生活中，我们总是浑然不觉，过多地把津液消耗掉，使生命之泉渐渐干涸。没有津液滋养，仿佛使皮肤失去灌溉的土地，没有水嫩和光彩；心灵没有津液滋养，情绪暴躁不安，心神失去控制；肠道没有津液滋养，干燥如失水的河道，只能让"淤泥"搁浅。

一般情况下，百分之九十九的人都有过便秘，便秘也是阴虚体质者的病症之一。所谓的便秘就是排便的次数减少，由正常的每天一次，延长为每两三天一次，或时间更长一次。由于排便没有规律，出来的粪质也非常干硬，这种病症还常常伴随排便困难的现象。中医认为，这多半是胃阴虚而导致胃火旺盛所造成的，有时会伴有口腔恶臭等症状。由于阴虚体质者体内缺水，容易引起肠道下降，从而导致便秘，而且小便也会量少且黄，即便会常喝水也不容易改变。这多数与阴亏燥热有关。这类人容易生口疮以及一些代谢比较旺盛的病，如甲亢。而且体质阴虚者也容易患失眠和高血压的倾向。

阴虚体质出现因脾弱导致便秘的概率也比较大。脾气功能减弱，就会使胃肠蠕动减慢，食物的消化吸收也会变得十分缓慢。一方面是由于阴虚内热者多喜欢喝冷饮，从而使原本正常的阳气受到损伤，导致脾气功能减弱；另一方面由于阴虚体质的自身阴液亏虚，会本能地加强肠道对水的吸收。

由于便秘，会因毒素堆积太多而产生痤疮，使色素沉淀在面部，而且还会增加脑卒中的可能性，当冠心病、高血压等心血管疾病患者有严重的便秘时，会因排便难度大，而导致用力过度引发脑卒中，甚至会提升猝死的概率。便秘还能引发神经衰弱与肛肠瘘等疾病，以及诱发癌症。女性会引发痛经等症状，而男性会导致性功能减退。

要防治便秘应该避免熬夜。熬夜不但会损伤阳，也会使阴消耗，会让阴虚体质者雪上加霜。在中医里有句话"春夏养阳，秋冬养阴"，也跟"夜间养阴"同属一个道理。秋冬时期阴气比较盛，所以应该因势利导养阴气，尤其是要在晚上睡好觉，节制房事，惜阴保精。阴虚体质者要多吃一些苹果、百合、藕、黑芝麻等食物，忌食或少食辛辣、烤炸或性湿燥烈的食物，力戒烟酒。

由于阴虚体质者性情较急躁，外向好动，活泼，常常心烦易怒，所以阴虚体质者要时刻记得控制好自己的脾气，宁静安神。否则就会使过激的情绪暗耗阴血，从而加重阴虚体质。

 ## 一生滋阴养血，让女人留住青春

女性的一生如花，从含苞欲放到绚丽盛开，再走进凋零败落，显示着明显的盛衰变化。所以女性在调养时，应该注意不同"花期"、不同"花季"。走出调养误区。要根据自己的情况进行调养，做到因花施"养"，因生理期施"养"，因季节施"养"，使花常开。

由于女性易感风、寒、湿、热四种邪气，而六气反常则成致病的六淫邪气。其中风为百病之长，病、热、寒、湿邪常依风而附，合而

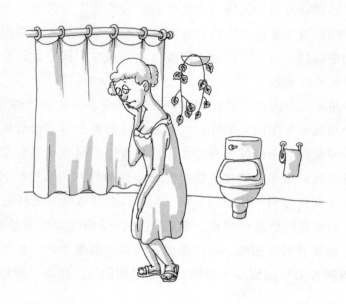

入侵，夹杂致病，缠结发病；风、热、寒、湿四邪致病有内生和外感的区别。女性经期、孕时、产后等特殊生理时期，腠理疏松，经脉运行有别，血室正开，应尤加调护。要注意乳、面、颈、腹、手、足、阴等敏感部位的呵护。

女性由于月经、妊娠、分娩、哺乳等特殊生理而数伤于血，所以在生理上常表现出"有余于气，不足于血"的特点，故有"血是女人的本钱""守得一份血，就留住一份青春"之说。因血而出现病症时，女性不仅表现出阴痒、月经量少、闭经、非时经绝、白带量少、缺乳、不孕、流产、外阴阴道干涩、性欲下降、胎萎不长、妊娠腹痛等妇科疾病特有的症候，还常出现面色萎黄或淡白、四肢麻痹、心悸失眠、头晕眼花、皮肤瘀斑、舌质淡等特征。

而血为女之本，女性常出现血不足，所以女性平日要注重补血养血，遵循药补不如食补，依物质特性进补的原则，注重饮食调理，以食养血。妇女血病，可因夹热、瘀、寒或涉及脏腑病位等不同，调治的方法迥异。血病的调理和治疗应"据因"而变，原则上宜调、宜理，适当用补，切忌使用辛温燥血、耗血动血的食品和药品。

肾藏精，精化气，肾之精气是维持女性机体阴阳平衡的根。肾主生殖，主胞宫，主津液；肾是藏精之处，施精之所，女性的生长过程无不与肾相关。肾主宰女性生长、发育、衰老的过程，女子一生的自然盛衰现象，实际上是肾的自然盛衰的外在表现。女性如何才能做到滋阴养血呢？应该做到以下几点：

1. 女性要经常保持乐观情绪，性格开朗、心情愉快，不仅能增进机体的免疫力，而且有利于身心健康。同时还能促使体内骨骼的骨髓造血功能旺盛，使得面有光泽、皮肤红润。

2. 女性日常生活应该多吃些富含"造血原料"的优质蛋白质、叶酸、维生素 B_{12} 和必要的微量元素铁、铜等。如鱼、动物肝脏、肾脏、血、虾、豆制品、蛋类、黑木耳、黑芝麻、红枣、花生以及新鲜的水果、蔬菜等。

3．要养成现代科学健康的生活方式，如戒烟酒、不偏食、不熬夜、不吃零食，不在月经期或产褥期等特殊生理阶段同房等。要保证充足的睡眠及充沛的体力和精力，做到起居有时，娱乐有度，劳逸结合。

4．要根治出血病症，当女性患有月经失调、月经过多以及肠寄生虫病、上消化道溃疡、萎缩性胃炎、痔疮或反复鼻出血性疾病时，应该及早就医，尽快根治。

5．要经常参加体育锻炼活动，特别是生育过的女性，更要积极地参加一些力所能及的体育锻炼和户外活动，至少每天半小时，如跑步、散步、打球、跳舞、游泳、健美操等，吸收新鲜空气，增强造血功能和体力。

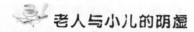

老人与小儿的阴虚

老人

中医认为年过半百气血减半。老年人多伴气血虚，而阴虚者十之七八。由于老人具有阴虚、气虚的特点，且阴虚多于气虚，所以体内虚火相对的亢盛。

人到老年之所以衰老的原因，是因为人的机体出现气血虚衰，精神耗损，先天不足，后天失养，肾阴不足，肝火上亢，经络不通的不平衡生理状态。所以早期有效地调补人体的阴阳、气血、脏腑功能，及时纠正肾阴虚证是延缓衰老，预防老年病的关键所在。要做到以下几个方面：

1．可以多吃甘凉滋润的食物，比如黑大豆、黑芝麻、蚌肉、兔肉、鸭肉、猪头、猪髓、甲鱼、牡蛎肉、鱼翅、干贝、豆腐、豆浆、麻油、燕窝、银耳、木耳、番茄、百合、葡萄、柑橘、荸荠、香蕉、梨、苹果、桑葚、柿子、甘蔗等。少吃羊肉、狗肉、辣椒、葱、蒜等性温燥烈之品。

2. 要注意避免熬夜、剧烈运动、高温酷暑的工作生活环境等，否则会加生阴虚体质倾向。阴虚体质的老人年应该每天保证 30~60 分钟的有氧运动，如游泳、慢走、太极拳等，可以做漱津、搅海，牙齿常叩、津常咽。

3. 三阴交穴位于内踝尖上三寸，胫骨后缘；太溪穴位于足内侧，内踝后方，内踝尖与跟腱之间的凹陷处，可以选这两处穴位，用大拇指或中指按压三阴交和太溪穴，两侧穴位同时损伤，每次按压损伤 5~10 分钟，每日 2 次，以 10 天为一个疗程。

小儿

由于小儿的体质特点就是阴阳相对不足，在某些致病因素的作用下，容易发生外感热病，小儿长期发热或高热常常伤及津液，从而导致阴虚发热。

小儿阴虚发热主要表现为午后低热、手足心热、烦躁、口渴、低热、舌质红少苔、脉象细数。热病伤及到人体的精血津液，物质基础不足是这些症状产生的主要原因，也就是阴不足，阴虚就会使阳气相对亢盛，从而出现低热、口渴、烦躁等虚热表现。

中医认为，人体是一个有机的整体，小儿经常容易发热多因"肺火"引起，如果睡眠不好，眼睛红，可能是"心火"所致；爱发脾气、烦躁可能是"肝火"引起；痰中带血丝，则有可能是"肺火"所致，小儿之所以受到外邪的侵犯，主要是由于正气不足，阴虚内热，阴阳失于平衡。

平时应该让孩子少吃巧克力及肥肉等热量高的食品，要给孩子多喝牛奶、多饮水，多吃瘦肉、豆制品等，不但能补充营养，也能达到强心的作用。平时还要给孩子多吃蔬菜和水果及粗粮，增加维生素如维生素 C 和维生素 B 族的供给，对身体都有好处。

中医治疗小儿阴虚发热主要采用滋阴清热的方法，通过补充人体阴的不足，来调整阴阳的动态平衡，常用的滋阴中药有麦冬、沙参、生地、玉竹、青蒿、白薇、地骨皮、天花粉等。西洋参既能滋阴，又能补益气血，增强体质，对体质虚弱的小儿可以用西洋参煎水服，从而有利于疾病的康复。

 ## 如何清理体内垃圾

现代人工作压力大又缺乏运动，而且饮食也不规律，很容易造成体内垃圾堆积。如果不能把未吸收的食物残渣排出体外，日积月累，就形成腹部恼人的赘肉，而且无法及时排出的毒素还会造成气色暗沉，于是很多女性年纪轻轻就有"黄脸婆"的嫌疑。

人们都明白，很多情况下疾病是毒素聚集引起的，却对"毒"的认识不足。其实毒素就是体内的垃圾，不当的食物摄取，生理功能紊乱、药物使用，情绪低落等都会使毒素以某种形式在体内积累起来，这些"垃圾"的来源，一是食物消化、吸收后代谢废物滞留；另一个是环境中的各种污染在体内的沉积。

毒素的积累制造一个不利的环境，导致基因异常表达，产生疾病。人体发生的各种生理反应在产生养分同时，也留下许多类型的毒素、自由基、食物残渣、细胞残骸、代谢废物等，这些毒素如果在人体内不及时排出，就会使正常细胞的功能受到影响，从而影响细胞的生存环境。

我们该如何排出这些体内的垃圾？很多人选择吃排毒药、洗肠及保健品进行排毒，却不知道这只能缓解一时的症状，却治标不治本。人体解毒最重要机制是经消化道的排泄和肾脏排泄及肝脏的解毒，所以保证肝肾功能正常就是最好的排毒。在日常的生活中如何才能做到呢？

1. 饮食方面，要注意饮食的量，足够量的饮食可以刺激肠蠕动，特别要吃饱早饭。主食不能过于精细，要适当吃些粗粮，在食物中必须要有适量的纤维素。晨起空腹要饮一杯蜂蜜水或淡盐水配合腹部按摩或转腰，让水在肠胃振动，可以起到通便的作用。

2. 吃东西要慢，多咀嚼，不要食过多的盐，过多的盐会导致闭汗、闭尿，引起体内水的堆积。每日盐的摄入不能超过 6 克。合理补充一些维生素 C、E 等抗氧化剂，以帮助消除体内的自由基。饮食及生活要有规律，保证充足睡眠，良好的生活方式可以对毒素起到抑制的作用。

3. 保持愉快的心情。有一种垃圾叫作情绪垃圾，就是人们内心中的不良情绪。如果这些东西日积月累，把心里填得满满，总有一天就会在身体发作，这种情绪压得愈深，就会使身体愈感到不适，甚至还会闹出大病来。有些人总会对那些令人痛苦不快的往事一遍遍回忆，就会使抱怨、愤恨、不满充斥了自己的生活，久而久之，会通过肉体的病痛发泄出来。所以学会生活是健康的关键。

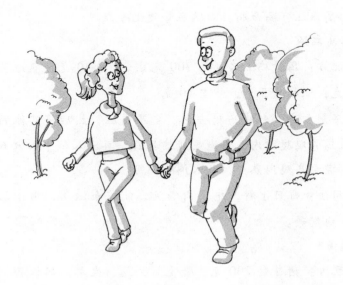

人体内的毒素时刻都会危害着我们的健康，应该将体内的毒素排出来。排毒并不难，只要我们养成良好的饮食习惯和生活习惯，放松心情，给大脑减减压，我们的身体就会远离毒素，无毒一身轻的感觉是多么好！

补阴的食疗方法

鸭肉海带荸荠汤

✿ 配方：瘦鸭1只，泡好的海带250克，荸荠250克。

✿ 烹制方法：先将瘦鸭去头及内脏洗净，然后切成块，放到砂锅里加300毫升水（其间可根据情况适量添水），炖至半熟。将荸荠去皮切成块，并与海带一起放到砂锅里，用文火炖熟后捞去浮油即可。

✿ 用法：分次吃肉喝汤，能清热养阴，用于阴热亢盛，阴液亏虚引起的高血压、高血脂、心脑血管硬化等症。

桑葚乌鸡汤

✿ 配方：乌骨鸡1只（约700克），桑葚30克，熟地黄30克，紫草10克，侧柏叶5克，丹皮10克。

✿ 烹制方法：先将乌鸡去毛、皮及内脏，然后将其他的药料洗净后放入乌骨鸡腹腔内，用绳或线捆扎好，再放入锅中加入600毫升水煎煮，煮至乌鸡肉熟烂，放入调味即可。

✿ 用法：每日1料，吃鸡肉喝汤，能凉血滋阴，用于阴虚血热的脱发、白发等。

补髓汤

✿ 配方：猪脊髓200克，鳖1只，葱、生姜、胡椒粉、味精各适量。

✽ 烹制方法：先将鳖用开水烫死，揭去鳖甲，去头、爪和内脏，将猪脊髓洗净。然后将鳖肉放到铝锅里，加生姜、葱、胡椒粉，用大火烧沸，再用文火将鳖肉煮熟，然后再放入脊髓，煮熟加味精即可。

✽ 用法：吃肉、喝汤、也可以佐餐食用。具有滋阴补肾，填精补髓的功效，适用于肾虚，腰膝酸痛、头昏目眩、多梦遗精等症。

葱烧海参

✽ 配方：水发海参 1000 克，葱 120 克，油菜心 2 棵，湿玉米粉 9 克，熟猪油 45 克，清汤 250 克，料酒 9 克，油、食盐、味精适量。

✽ 烹制方法：将水发海参洗净，用开水余一下，将葱段用熟猪油炸黄，制成葱油，再把海参下锅，加入酱油、食盐、味精、料酒和清汤 100 克，用微火炖烂。再将海参捞出，放入大盘内，原汤不用，将菜心放到海参上。然后再把锅内放清汤 150 克，加入味精、酱油、食盐、料酒等调料，用湿玉米粉勾芡，浇到海参菜心上，淋上葱油 60 克即可。

✽ 用法：可佐餐食用。具有滋肺补肾，益精壮的功效，适用于肺阴虚的干咳、咯血；肾阴虚的遗精、阳痿；血虚的再生障碍性贫血以及糖尿病等。

天门冬粥

✽ 配方：粳米 100 克，天门冬 15~20 克，冰糖适量。

✽ 烹制方法：将天门冬洗净后，放到锅里，加入 600 毫升水煎煮 20 分钟，然后去渣取汁。然后将粳米放到天门冬汁煮粥，待熟后，放入少许冰糖，稍煮即可。

✽ 用法：空腹食用，具有润肺滋肾，养阴清功效，治疗肺肾阴虚，咳嗽吐血、咽喉肿痛、发热、阴虚，消渴、便秘等症。

安神梨瓿

✽ 配方：雪梨 2 个，炒枣仁 10 克，冰糖 15 克。

✽ 烹制方法：将雪梨在靠近蒂处用刀切下，把核挖出，并将四

周拓宽，即成"梨甑"，把枣仁、冰糖放入"甑"内，半梨蒂盖合，并用竹签插牢，蒂向上，放入碗中，然后放到锅里蒸熟即可

🍥 用法：可随意食用。具有滋阴养液、养心安神的功效。

桑菊薄荷饮

🍥 配方：桑叶5克，菊花5克，白茅根30克，苦竹叶30克，薄荷3克。

🍥 冲泡方法：将以上五味一起放到茶壶内，放入500毫升开水，加盖冲泡10分钟即可。

🍥 用法：频饮，也可以放凉后饮用。能治疗心悸、失眠、多梦，虚烦、健忘、盗汗、口干咽燥、舌尖红少苔、手足心热，或有两颊发红，心烦怔忡，头晕目眩等虚火上火之症。

 四季养生应养阴

养生的主要内容颐养生命，抵御邪气，固护正气，其主要内容包含顺应自然、调摄精神，保养正气等方面。阴虚体质者身体比较单薄，脾肾都不好，所以一定要掌握一定的养生技巧，做好一年四季养生。

春季是万物复苏的季节，也是人体的各种组织器官活跃的开始，身体更需要补充营养物质支持，尤其是对于阴虚体质者来说，在春季进补就显得更加重要。春节是阳气渐升，寒阴未尽的季节，气候变化大，温差迥异，阴虚体质者容易在这个时候出现虚火上火的症状。平时在进行饮食调理进补时，应该以平补为最佳，可以选用清补类的食物如莲藕、百合、梨等。

人体的功能在夏季最为强盛，夏季也是身体内代谢功能最旺盛的季节。所以就会使身体消耗很大的能量。由于能量消耗得多，身体所需要的营养食物就相应增加。而阴虚体质者本来体内津液血液就亏

少，再加上夏季天气炎热，容易导致我们的肺、胃生热，从而导致五心烦热、口咽干燥等现象的产生。所以在夏季，阴虚体质者保健时，应该以宣肺润燥，滋阴潜阳为主，以促进身体的新陈代谢。在饮食上要多以汤、汁等汤水较多的清淡类食物为主，少吃或者不吃油腻肥厚、油炸油煎类的食物。要重视避暑，避免烈日暴晒，适当食用西洋参、酸梅汤、绿豆汤、生脉饮。

从中医上讲，秋季对应着我们五脏中的肺，所以养肺是秋季最为重要的。应该配合自然界阳气收敛，气机潜藏。肺还有一个非常重要的功能，中医认为肺主肃降，所以阴虚体质者一定要在秋季注意保养好肺，保证肺主肃降的功能正常，就可以使身体内的肝火、心火压下去。也会使我们体内的肾水得到充分的补充，不会使阴虚体质发生明显的偏颇，从而保证身体的健康。阴虚体质者应该在秋季多郊游，登高望远，多到空气清新清凉的地方；经常吃一些滋润的食品，多练习深呼吸。

肾是冬季的主要角色，也是进补的最佳时期。所以冬季的进补一定要补到肾上。良好的冬季养生之道需要阴虚体质者在进补时忌吃麻辣火锅。因为在吃火锅时，火锅底料中会常用到辣椒、胡椒、花椒、生姜、小茴香等调味品，而这些调味品均为辛辣之物，容易吃后让人上火。而阴虚体质者本来就火旺，如果再吃这些辛辣之物就会火上浇油，吃多后就会使病情加重。所以阴虚体质者一定不能吃。冬季要注意保暖，着衣被以不出汗为度。适当延长睡眠时间，以养阴气。

第八章
面色晦暗，血瘀体质要疏通

血瘀体质是由于人体脏腑功能失调，体内血液运行不畅或内出血不能消散而形成的瘀血内阻，表现为面色晦暗，皮肤粗糙等。易发生心血管、脑梗塞、癌症等疾病。血瘀体质者要注意通经疏气，调节好精神起居，多吃疏肝散气、活血散瘀的食品。

中医眼中的血瘀体质

血瘀体质是指当人体脏腑功能失调时，易出现体内血液运行不畅或内出血不能消散而形成的瘀血内阻体质。常常表现为面色晦暗，皮肤粗糙呈褐色，色素沉着或有紫斑，口唇暗淡，舌质青紫或有瘀点，脉细涩。

病因

1. 长期抑郁，肝疏泄喜条达，如果长期抑郁情绪，肝失疏泄，气机瘀滞，"气行则血行，气滞则血瘀"。或恼怒过度，肝郁化火，血热互结或血热煎熬成瘀。"心主血脉""脾统血"，劳伤心神，思虑过度，易致心失所养，脾失统摄，血液运动不畅或血溢脉外不能消散而成血瘀。

2. 寒冷侵袭，久居寒冷地区，气候骤冷，寒邪侵袭人体，经脉收缩而拘急促，血液凝滞，即寒凝血瘀。

3．年老体弱，肾阳虚衰或脾胃虚损，气虚鼓动无力，血液运行不畅，血液瘀滞，即气虚血瘀。

4．久病未愈，久病入络，血脉瘀阻，血行不畅，久病正气亏损，"气不摄血"，血行脉外不能消散而成血瘀。

具体表现

1．全身性的血脉不那么畅通，存在潜在瘀血倾向。在情绪不调、气候寒冷等情况下，很容易出现血脉瘀滞不畅或是阻塞不通。也就是血瘀。瘀塞出在什么部位，就会在那一部位出现发青发暗、疼痛、干燥瘙痒，并出现肿物包块，就会使此部位的功能受到影响。

2．形体偏瘦是血瘀体质典型的表现，瘀血不去，新血不生，使得微循环不畅通，营养组织受到影响。就算是吃得再多，也不能到该去的地方发挥营养作用。由于下游不畅，久而久之就会使上游的食欲受到影响。

3．皮肤干燥是血瘀体质者常见的现象。皮肤干燥常引起瘙痒，中医认为这是风，所以治风先治血，血行风自灭。瘙痒是血脉不畅通在皮肤上的反映。血瘀对女性美容有很大的困扰，很难看到血瘀体质者清清爽爽、白白净净的面容。面色晦暗，容易生斑，眼睛浑浊，红丝盘睛，口唇发暗容易脱发，而且不容易治好。也常见以暗紫小丘疹或结节为主的痤疮，痤疮之后的暗疮印很难消散。

4．在舌头上，血瘀体质者有长期不消的瘀斑和瘀点。舌系带两边有两条静脉。严重的瘀血者的那两条小静脉是怒张的。当翘起舌头时，舌系带两边的小静脉根本看不出小条状，而是一堆。用注射器针头或三棱针一刺，就会冒出黑血。

5．血瘀体质者常见表情呆板、抑郁，面部肌肉不灵活，容易健忘，记忆力下降，而且由于肝气不舒展，还经常会心烦易怒。

血瘀体质的调养

1．饮食调养，血瘀体质者宜多吃补气补血、活血养血行气的食物，以促进身体血液循环，例如猪肉、羊肉、山楂、桑葚、红糖、醋、黄酒、葡萄酒等。

2. 心理调养，血瘀体质者要保持乐观、豁达的情绪，避免过激情绪，以利气血通畅，平时要注意调整自身心理状态。

3. 生活起居调养，血瘀体质者要避免寒冷，注意气候变化，随时增减衣被，居处要保持暖和、通风。

4. 运动养生，血瘀体质者要适当参加有益于心脏血脉的活动，如气功、保健操、各种舞蹈等。注意调整自身气血，做到劳逸结合，动中有静，保证充足睡眠。

5. 保健养生，血瘀体质者可以采用推拿、刮痧、拔罐等疗法。

血瘀体质的具体症状

血瘀体质者常常出现皮肤粗糙呈褐色，面色晦暗，色素沉着或有紫斑，口唇暗淡，舌质有瘀点或青紫，脉细涩，常随瘀血阻滞脏腑经络部位。因病变不同而出现不同的症状。易患癥瘕、血症及痛症。

1. 当瘀血阻于肺时，会出现胸痛咳嗽、气促，甚至不能在平卧时喘息，心悸不宁，胸闷如塞，舌质紫暗或瘀斑瘀点，脉弦涩。在治疗时需要行瘀通络，活血理气，常用桃仁、当归、川芎、红花、薏苡仁、桑白皮、赤芍等。

2. 当瘀血阻于心时，会出现胸闷疼痛，痛引肩背，口唇青紫，舌质青紫或瘀斑、瘀点，心悸，脉涩或结代。在治疗时需要理气、活血、通脉，常用红花、当归、桃仁、丹参、川芎、桂枝、枳壳、赤芍、郁金等。

3. 当瘀血阻于胃时，会出现胃痛、按一下就感觉很痛，食后加剧或有包块，入夜后痛得尤厉害，更甚者呕血或便血，舌质瘀斑瘀点脉弦涩，在治疗时需要通络止血、理气和胃，常用蒲黄、丹参、砂仁、檀香、延胡等。

4. 当瘀血阻于肝时，会出现胁前痞块，在夜里尤为厉害。舌暗紫或有瘀斑点，脉弦涩。在治疗时要疏肝理气，祛瘀通络。常用红花、当归、川芎、桃仁、香附、丹参、乌药、赤芍、延胡、枳壳等。

5. 当瘀血阻于肢体时，可见局部的肿痛或青紫，舌质紫或瘀点、瘀斑，在治疗时要祛风除湿、活血行气、通痹止痛，常用当归、川芎、桃仁、丹参、红花、赤芍、秦艽、枳壳、地龙、羌活等。

6. 当瘀血阻于胞宫时，会出现月经不调、痛经，经色紫黑有块，少腹疼痛，舌质紫暗或瘀斑、瘀点，脉弦涩，在治疗时要和络止痛，活血化瘀。常用赤芍、肉桂、干姜、当归、延胡索、川芎等。

7. 当瘀血阻脑窍时，会出现头痛经久不愈，眩晕，兼见健忘、心悸、耳鸣、耳聋，舌质紫暗或瘀斑、瘀点，脉弦涩。治疗时要活血通窍，祛瘀生新。常用当归、桃仁、赤芍、红花、枳壳、地龙、丹参等。

气血不足常伴血瘀体质，所以平素应该进补气养血活血之药品，如黄芪、大枣、党参、白术、丹参、甘草、红花、当归、川芎、熟地黄等。可选当归补血汤、八珍汤等补气血制剂。银杏叶胶囊、丹参片、桂枝茯苓丸等活血化瘀制剂。适当选用大枣、当归、黄芪、党参、熟地黄等煲汤。用桂枝、乳香、没药、红花、当归、鸡血藤等活血通络中药煎汤至 2000 毫升泡脚，水温宜在 40℃上下，泡 20～40 分钟。

血瘀体质症状表现多端，治疗的方法应该活血化瘀。当以上各种症状严重时，均属于急症，应该急诊住院治疗。

 ## 不要放纵自己的生活习惯

中医理论中提到，"气为血之帅，血为气之母""气行则血行，气滞则血瘀"。血瘀气滞会使正常的健康受到影响。如何才能调理气滞血瘀体质呢？除了进行必要的药物治疗、调理外，生活中的一些习性是不能忽视的，要从生活中的点点滴滴来践行中医中最有利的方法，活血化瘀。

很多人会一天十几个小时都在电脑旁，而且坐姿也不正确，长期形体弯腰驼背，就会影响到心肺的正常功能，心是君主之官，肺是相辅之官，身体的"君主"和"宰相"如果憋屈不展，当然也不会让身体变得健康。所以要保持良好的坐姿，在电脑边呆的时间长后，多走动下，就会对瘀血起到防治的作用。

而出门坐汽车，上楼乘电梯，坐着看电视，夏天不离空调，冬天不离暖气；喝得是醇厚美酒，吃的是肥甘厚味，呼得是怨气，吸得是浊气，见人说话言不由衷，工作起来多抱怨，官想做得更高，钱要越赚越多；五内俱焚，只争朝夕，处在这种生活状态的人，很难没有瘀血、湿热、痰湿，机体内环境一定会肮脏得一塌糊涂。

在《黄帝内经》的开篇《素问·上古天真论》就对人们的饮食起居做了科学的指导，告诫人们要"法于阴阳，和于术数，食饮有节，起居有常，不妄作劳"才能够"形与神俱，而尽终其天年，度百岁乃去"。饮食起居是每个人都不得不做的事，与我们最为息息相关。人们都知道，身体会因为过度的劳累而造成严重的伤害，却不知道过度的安逸同样对健康不利。张景岳就说过："凡富贵之家，过于安逸者，每多气血壅滞"。由此可知过于安逸的生活对血瘀体质者尤为不利，会使血瘀加重。

所以对于血瘀体质者来说，起居作息有规律，要保证良好睡眠，不要熬夜，要避免寒冷刺激，居室环境温暖舒适。生活习惯良好，不要过于长久看电视，注意动静结合，不可贪图安逸，以免使气血瘀滞加重。春秋季节应该加强室外活动，冬季谨避寒邪，注意保暖。夏季不可贪图饮冷。

在日常生活中要多参加有益的社会活动，建立良好的人际氛围，培养乐观的情绪，确立正确的人生观。正确对待现实生活，不计较得失。多留意生活中美好的一面，培养广泛的兴趣。性格偏于急躁易怒者，应该加强心性修养和锻炼意志。平时应该将自己的工作、生活事宜合理安排好，多与人沟通以增进了解，不苛求他人，宽以待人，理性克服情感上的冲动。

由于血瘀体质者具有血行不畅的潜在倾向，血得温则行，遇寒易凝，使行调畅，不仅要注意保暖，也不要穿衣过紧，要"披发缓行"，尽量使头发蓬松，不要紧扎，穿衣也要宽松，这都有利于气血的生发。

以上是对血瘀体质者在生活起居上做出的分析，血瘀体质者成进行养生时，不要过于放纵自己的生活习性，要养成一个良好的生活习惯，结合自身的实际情况，配合好饮食健康和起居调护，维护好自己的健康。

 ## 血瘀体质者饮食宜忌

对于血瘀体质者来说，一个重要的养生原则就是疏肝活血。对此，除了要调理好精神起居之外，也要注意饮食调节，多吃疏肝散气、活血散瘀的食品。

中医认为，肝为五脏之一，属木，主疏泄，具有升发、条达、疏通、畅泄等功能。主要体现在调节情志、维持气血运行和促进消化三个方面。肝是人体内最大的实质性脏器，所以会非常重要。如果肝无法疏泄，就容易出现血瘀体质。所以在养生时，要做到活血散瘀、疏肝散气。

由于血瘀体质者血行不畅，甚至瘀血内阻，要在饮食上温散化瘀，调畅气机。选用具有行气活血、健脾益气、温化瘀血的食物进行调养。如羊血、黄鳝、海参、黑豆、黄豆、黑木耳、香菇、平菇、金针菇、洋葱、韭菜、茴香、茄子、油菜、陈皮、山楂、芒果、木瓜、玫瑰花、红糖、花椒、辣椒、料酒、白酒等。螃蟹能消散外伤后遗留瘀血，对于血瘀体质干枯、皮肤干燥者来说，海参具有不错的效果。

红葡萄酒、红糖、糯米甜酒最适合女性血瘀体质的调养，尤其是产后（但要排除葡萄酒）、经血暗黑、痛经、月经暗黑、月经延迟、月经血块多等情况下服用最好。醋具有软化保护血管的作用，所以对于中老年人血瘀体质有心脑血管疾病倾向者很合适。此外，茉莉花、玫瑰花泡茶都有活血化瘀、疏肝理气之功，当然加些蜂蜜不但味道好，效果也会更好。

血瘀体质者不宜吃寒凉、冰冻、收涩的东西，如青梅、杨梅、石榴、酸枣、柠檬、乌梅、苦瓜、李子等，以免酸涩收引，从而加剧血瘀不散，寒性收引，冰冷的饮食、冰淇淋也不可以多食。《月令》："立秋勿多食猪肉，损人神气。"虽然在立秋后，还会持续一段时间炎热，但血瘀体质者仍然不适寒凉之物，寒凉易损伤脾阳，勿恣凉冷。《法天生意》说："立秋后十日，瓜宜少食""秋瓜坏肚"。所以在这个季节应该减少进食香瓜、西瓜等寒凉瓜果，少吃冷食、冷饮。要少吃一些大鱼大肉，过多的油腻饮食会给虚弱的脾胃增加很大的负担。《素问·脏气法时论》说："肺主秋……肺欲收，急食酸以收之。用酸补之，辛泻之。"所以酸味对肺气起到收敛的作用，辛味可发散泄肺，秋天宜收不宜散，应该尽量少食辣椒、葱、姜、蒜等辛热食物。

虽然酒有活化作用，但是易伤肝，活血短暂，伤肝永久，要论取舍，当然少喝为佳。所以血瘀体质者应该少喝酒。可以饮用少量的糯米甜酒、红葡萄酒，不但能起到活血化瘀的作用，也不会对肝脏造成严重的影响。

 ## 血瘀容易发生的致命疾病

中医经络学认为，人体内的气血犹如自然界的河流，人们都知道"流水不腐"，人体气血的河流同样也需要"流动"，即经络通畅。当气血不受阻滞而流速平稳，犹如河中之水运行有序时，血液才保持正常的状态。如果气血受阻，就会使人体发生诸多疾病：

1. 肿瘤，气滞血瘀容易引起肿瘤，而恶性肿瘤就是癌症。一直以来，在我国不管是城市居民还是农村居民，恶性肿瘤的死亡率一直居高不下，并且有不断升高的趋势，恶性肿瘤严重危害生命健康。肿瘤属于中医癥瘕积聚的范畴，无形的邪气慢慢积聚成有形物质的过程就是癥瘕积聚。

2. 心血管病，作为危害人类健康的"第一杀手"已波及全球，冠心病就是其中的一种病。而血瘀体质容易得冠心病，冠心病主要是因为冠状动脉狭窄，供血不足而引起的一种中老年常见的心脏病。其主要原因就是冠状动脉被阻塞了。

3. 高血压，作为一种常见的疾病，高血压也是由瘀血引起。当体内出现瘀血，血管流通就不通畅，致使血压升高。就会增大血管壁的脆性，从而产生脑瘀血的危险。

4. 脑梗塞（现称脑梗死），是一种发病率高、致残率高、死亡率高的危急重症。而且脑梗塞的病人发病多在安静休息时，有的病人一觉醒来，就会发现自己半身不遂，流口水，举不动筷子、吃东西掉饭粒，口眼歪斜。这就是脑梗塞，常让人猝不及防，只有部分成发病前会出现肢体麻木感，头晕或眩晕、恶心，说不清话，血压波动等短暂脑缺血症状。但症状一般持续时间短暂、很轻微，常常被人忽略，平时没有人引起足够重视。所以对于血瘀体质者来说，要高度警惕，并且能够及时调整。

现代医学认为，环境污染、核辐射、不明病毒侵害、用药不当，是血液病形成的外因。中医学将人体免疫力即人体的抗病能力称为"正气"，正气对外邪侵犯起到防范作用，并且与侵入的病邪作斗争。当"正气"防御作用减弱时，就很容易使"外邪"入侵机体而致病。也就是中医中所说"正气存内，邪不可干""邪之所凑，其气必虚"。中医认为，白血病是体内蕴毒在生理失调、外因诱发下的并发症，而白血病病毒还可以存在于多种动物体内，并且有很大的遗传可能性。一旦遇到外在的诱发因素就可以发病。而对脏腑气血有损害的药都能诱发血液病。

血瘀体质者还要谨防心脏病，当刷牙时血瘀体质者牙龈容易出血，皮肤常干燥、粗糙，眼睛经常有红丝，常常出现疼痛、容易烦躁，健忘，性情急躁等状况时，就是心脏病病发前兆。脑力工作者、女性血瘀体质者，更容易诱发心脑血管病。

血瘀者在防治时，需要对心、脾、肝、肾整体调理，使机体有规律地进行自我复制、自我更新，并使元气逐渐恢复。将亚健康转化为健康状态。预防血液病的发生，在外因方面不能随意用药，尽量远离污染源，内因方面要调理生活，调节情绪，为自己和家人营造"平凡是乐、平安是福"的良好生活环境和心态。

要多做有益于心脏血脉的运动，如长寿功、内养操、保健按摩术、种舞蹈、太极拳、八段锦均可实施，以全身各部位都能活来助气血运行。可选用活血养血之品，如地榆、续断、茺蔚子、地黄、丹参、川芎、当归、五加皮等。

 ## 要想健康，就要开心快乐每一天

当身体长期处于气滞血瘀状态时，组织缺血，细胞处于"饥饿"状态，从而加快衰老。一旦血瘀体质之人患病，如果不及时治疗很容易转化成难治的慢性病。中医中有句话叫"久病入络"，而血瘀体质的各种慢性病尤其如此。所以日常的生活中，血瘀体质者应该保持愉快的情绪，避免大怒、惊恐、忧思等不良情绪对气血运行的影响，以改善气血运行。

当一个人气滞血瘀时，就会急躁易怒，常见胸胁胀闷、走窜疼痛、刺痛拒按、胁下痞块。女性可见痛经或月经闭止，经色紫暗有块、舌质见瘀斑或紫暗。在日常生活中，由于脑力劳动者用脑时间过长，精神持续紧张会产生微循环障碍，容易血瘀。正如《黄帝内经·灵枢·寿夭刚柔》所载："忧恐忿怒伤气，气伤脏，乃病脏"。所以精神长期持续紧张会伤气，进而使脏腑功能受到损伤。

有道是"气生百病"，可见致病的根源是不良情绪，所以人们在日常生活中要平静心情，排除烦恼，避免惊恐、盛怒、过度悲伤等情绪对人体脏腑造成损伤。我们平时经常会说气滞血瘀，而像一些病症通常也是由气滞血瘀引起的。其实血瘀和气滞有非常紧密的关系。气滞过甚可致血瘀。气滞是指经络、脏腑之气阻滞不畅，可因七情郁结、饮食邪气或体弱气虚不运所致。在所滞之处而出现不同症状。当气滞于脾则胃纳减少，胀满疼痛；气滞于肝则肝气横逆而易怒；气滞于肺则肺气不清，痰多喘咳。气滞于经，则该经循行路线相关部位疼痛或运动障碍，或产生相应的症状。

在日常生活中，血瘀体质者更应该保持稳定的情绪，阴阳平衡。闲适而自得其乐，随遇而安不勉强自己，也不强求别人，豁达洒脱，乐观开朗，身心自由。不要因为外在事物伤身体的和气。不也要过分或者因不当的事情使身心的和谐受到伤害，以适中恰好为度。要合理安排好自己的学习、工作。塑造良好的性格，培养广泛的兴趣爱好，理性地克服感情上的冲动，做到"发之于情，止这于理"。在精神调摄上应该特别注意让自己快乐起来、开心起来。

而秋季冷暖交替，很容易引起人们的情绪变化。对于本来就容易烦躁的血瘀者来说，心绪极易消沉。古人早就有悲秋的说法，所以也就有了"愁"字的写法，秋心谓"愁"。所以在养性，应该变"伤春悲秋苦夏捱冬"为"春观百花秋赏月，夏享凉风冬看雪"，让心境平和，收敛神气。秋日的秋景、秋色总给人别样的成熟韵味，所以应该多想想美好的事物心神安宁后，随之饮食、锻炼等方面的养生才以起到事半功倍的效果。

心理学研究表明，快乐是个人的选择，每个人可能无法选择自己的命运，但能选择对命运的态度。快乐作家安德鲁·马修斯每天做第一件事就是对着镜子说，生命并不完美，但在未来的 24 小时，我选择快乐。所以只要心里想着快乐，并努力实践，就会让快乐时刻陪伴在你的身边。寻找快乐重要的不是方式，应该给自己内心积极的暗示，帮助自己找到属于自己的快乐方式，让我们持之以恒，养成寻觅、体验、总结快乐，让快乐伴随着每一天！

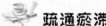

疏通瘀滞，拒绝血瘀

"通则不痛，痛则不通"是人们都很熟识的一句话，也就是说人体经脉通畅就会使身体正常，否则就会感觉不舒服或疼痛。而血行不畅，经脉不通就会引起疾病或疼痛。

气滞是指经络、脏腑之气阻滞不畅。导致气滞的重要原因是饮食邪气、体弱气虚、心情郁结。气滞血瘀是因为气的运行不畅引起的血的运行瘀滞。出现这种情况先有气滞，再由气滞导致血瘀。也有离经之血等瘀血阻滞，影响气的运行的情况。这种情况先有血瘀，由血瘀导致气滞。而闪挫等损伤也能使气滞与血瘀同时形成，所以说气滞与血瘀常常相互影响，互为因果。气滞就会导致血瘀，血瘀是体内有血液停滞，是造成血液循环发生障碍的病理过程。热结、气滞、寒凝、气虚都是引发血瘀的病因。

中医讲究气血，《素问·调经论》载："人之所有者，血与气耳……有者为实，无者为虚，故气并则无血，血并则无气，今血与气相失，故为虚焉。络之与孙脉，俱输于经，血与气并，则为实焉。"由此可见气血是人体生命活动的物质基础，气行则血行，气滞则血凝，当气血运行不畅时，就会沿着经络循行的部位发生病变。

由于每个人的身体状况不同，而气滞和血瘀各有偏颇，偏于气滞的人容易胸闷喜叹息，咽部有异物感，两胁胀痛、嗳气，情绪波动时易腹痛腹泻。女性会出现小腹、乳房胀痛。偏于血瘀者面部色素沉着，黄褐斑、眼圈黑。皮肤易瘀青或粗糙，唇紫暗，局部刺痛或绞痛固定不移，或触及肿块。女性经色紫暗夹有血块，痛经或闭经。

对于人体来说，经络是运行气血的通道，像我们体内的生命之河，运送传递着生命的一切信息和物质，如果某个身体部位出现血瘀，就好比是河道中的泥沙一样。如果脏腑功能下降，使气血化生无源，就会无力把这些泥沙带走，天长日久必定会使河道阻塞，经脉不通，气血不畅，信息难以传递，营养难以供应，脏腑功能失去调控，就会出现瘀、栓、堵、塞等病理征象。当出现这些病理症状后，又会加重经络的瘀堵，就会逐渐形成血瘀体质，继而加重恶性循环。

肝是人体内最大的实质性脏器，非常重要。如果肝无法疏泄，容易出现血瘀体质。血瘀者在进行食疗养生时，要做好活血散瘀，疏肝散气。而血瘀体质者一个重要的养生原则就是疏肝活血。在日常生活中不仅要注意精神起居，也要注意调节饮食，多食用活血散瘀、疏肝散气的食物。血瘀体质者还可以在医生指导下选择一些中成药来进行调理，如柴胡疏肝散、失笑散、复方丹参滴丸、麝香保心丸、木香槟榔丸等。

瘀血会造成经络不通，也是许多疾病产生和逐渐发展的关键问题，当明白这个道理后，也就知道血瘀体质者日常生活中最应该做的就是清除瘀堵，让经络通畅，使生命之河健康地流淌。

 ## 血瘀的四季保养：通经疏气

血瘀体质之人血液运行不畅的状态多与气有关，或因寒凝，或因热结，或因外伤，或因气滞。"气为血之帅"，气行则血行。血瘀体质者应该做到通经络，疏气血。

春季是血瘀体质者最佳保养季节，调养应借天时之利，积极调畅，多做室外运动，感受勃勃生机的自然界。常舒展筋骨，极目远眺，深呼深吸，扩胸摩腹；要早睡早起，晨起锻炼，重在"练气"。春季肝气舒畅，不要穿紧身衣服、生闷气。不要把头发扎得太紧，这样可以使肝气得以疏通。春季宜沐浴，为避免感寒加重血瘀，应注意保暖，切勿顿去衣被；可用辛辣宣发的食品，但不宜太过，否则就会伤津耗气，多饮温水，可适时服用行气活血的中药。

血瘀体质者在夏季要借气候炎热之时，散湿消气血之瘀滞，多在早晚做户外运动，避免正午阳光暴晒。多出汗，但要保证水分的补足。夏季运动时不宜过度出汗，"汗为心之液"，过度出汗会导致心气亏损，由于这个季节本来就易心气亏损，尤其要注意：及时补充水液；切莫贪图生鲜、冷饮、酸收之品以免加重血瘀倾向；早睡早起，夜间防止当风感寒，不宜坐冰冷台阶之上或直接卧于凉席。夏季不要等困极时才睡，而是微感乏累时就要睡觉。睡好子午觉仍然重要，充足的睡眠可以对暑邪有很强的对抗能力。此时天热出汗，洗头较多，但不能头发不干就入睡，否则就会引发偏头痛等问题。

一般情况下，立秋以后还会有一段时间的高温天气，在许多地区还经常有暴雨光顾，空气中的温度也很大，让人们不但感受不到秋凉和秋燥，反而会有闷热感。中医将立秋至秋分这段日子称为"长夏"，长夏季节湿邪最易伤脾，当脾阳被湿邪所遏，就会导致脾不能正常运化而使气机不畅，加重血瘀。正所谓秋来"伏"不去，祛湿养脾胃，所以在此季节，血瘀体质者应在活血化瘀同时，多吃一些有健脾祛湿作用的食物。由于秋季干燥寒凉，血瘀体质者适宜进补温散活血的食物，也可以适当服用辛辣之品，但避免太过，否则就会因温燥伤津。要应秋时凉燥的气候特点，对皮肤毛发干燥的状态进行改善，适宜户外锻炼，锻炼时应有人陪同，遇有不适应及时寻求帮助；要适时增减衣物，防止外寒的侵袭；加强人际交流，避免独自郁郁寡欢。

血瘀体质者在冬季应该防止受寒，温度适宜偏暖，居室向阳为佳，多做室内运动，外出衣着密实。可以常用热水沐浴周身，增进气血运行。当天气晴好时，可以于户外接受阳光照射，呼吸新鲜空气；早睡晚起，宜常用温补的食物，可适当饮老酒、热酒，忌食反季水果、生冷和酸涩食品，以免感寒收涩而加重瘀血倾向。

 ## 血瘀者的食疗养生

甜糯米猪蹄

✿ 配方：猪蹄2只，糯米醋1000毫升，辣椒干3条，老姜、蒜、酱油、糖适量。

✿ 烹制方法：先将猪蹄去毛，砍成块，放入锅中用开水煮一下煮去血，捞出洗净。将姜切成大块拍扁，与猪蹄块一起放入锅炒，不放油，当开始出现泛油时，将辣椒干和1整粒蒜、酱油、糯米醋，放入并沸。加入水至淹没所有的材料，并煮至猪蹄糜烂，加糖后试味，不够酸则加醋。

✿ 用法：分数日食完，煮好后放置一两星期后再食效果会更佳。有健脾胃、通乳汁、补气血、散瘀血的功效。

乌贼桃仁汤

✿ 配方：鲜乌贼肉250克，韭菜花10克，桃仁15克，料酒、白糖、盐各适量。

✿ 烹制方法：先将乌贼冲洗干净后，切条备用，将桃仁洗净后去皮备用，将锅内倒1000毫升清水，先将桃仁以中火煮沸，然后放乌贼肉，加盐、料酒、白糖调味，临出锅前加入韭菜花即可。

✿ 用法：可以佐餐食用，具有养血调经的功效。

泥鳅炖豆腐

✿ 配方：泥鳅500克，豆腐250克，食盐适量。

✿ 烹制方法：先将泥鳅去鳃及内脏，冲洗干净后放到锅中，加

500 毫升清水，煮至半熟，再放入豆腐，加食盐炖至熟烂即成。

❀ 用法：可空腹食用，具有清热利湿的功效。

冬菇油菜

❀ 配方：油菜 400 克，冬菇 200 克，盐、植物油、味精各适量。

❀ 烹制方法：将择洗干净的油菜切成 3 厘米的段，梗叶分置，冬菇用湿水泡开去蒂，将锅烧热后倒油，先放油菜梗炒至六成熟，加盐调味，再下油菜叶同时炒几下，放入冬菇和浸泡冬菇的汤，烧至菜梗软烂，加入味精炒匀即可。

❀ 用法：可作配菜食用，具有活血化瘀的功效。

韭菜鲜藕炒木耳

❀ 配方：韭菜段 50 克，净水发黑木耳 10 克，鲜藕片 250 克，植物油、姜末各适量。

❀ 烹制方法：将锅内倒植物油烧热，放入藕片、黑木耳、韭菜段、姜末炒熟即可。

❀ 用法：可作配菜食用，具有散瘀和血，补脾开胃的功效。

山楂内金粥

❀ 配方：山楂片 15 克，粳米 50 克，鸡内金 1 个。

❀ 烹制方法：将山楂片于锅内小火炒至焦黄备用。用温水将鸡内金洗净，烘干研细末备用。粳米淘净，与鸡内金末、焦山楂共放入砂锅中，用小火煮 30 分钟，成粥即可。

❀ 用法：每天早晚各一次，可以起到行气结，化瘀血的作用。

绿豆藕

❀ 配方：肥藕 1 节，绿豆 50 克

❀ 烹制方法：将肥藕节去皮，冲洗干净后备用，将绿豆用清水浸泡后取出，装入藕孔内，放到锅中加清水炖至熟透，调进食盐即可。

⊛ 用法：可以随意食用，具有明目止渴、清热解毒的作用。

红米猪肉粥

⊛ 配方：猪肉 100 克，大米半碗，红米半碗，虾 100 克，益母草 1 把，油和鱼露适量。

⊛ 烹制方法：将红米洗干净，用清水泡 7 小时，然后把大米洗干净与红米一起放到高压锅中煮成粥，把虾和猪肉洗净，并去皮、切片。再把虾和肉片放到高压锅内煮到八成熟后，放入益母草，倒入鱼露、油调味即可。

⊛ 用法：每日早晚各一次，可以起到化瘀血，行气的作用。

看中医是如何帮你除瘀血

人的寿命、健康、美容受瘀血的影响很大，尤其是血瘀体质者要对自己的体质高度重视。血瘀体质穴位养生，主要依靠穴位对气血和循环起作用。

血瘀体质者用穴位养生的方法，由于没有药物的副作用，也不会导致活血过度而出血，往往能取得的效果非常明显。下面就介绍几个穴位经络养生的方法：

三阴交

先要找到足内踝，也就是鼓起来的那个骨头，然后紧贴这个骨头往上四个手指的距离，胫骨后缘靠近骨边凹陷处就是三阴交，每次用拇指按揉 1~3 分钟，可以起到保健治病的作用。

足三里

足三里穴位于外膝眼下四横指、胫骨边缘，是足阳明胃经的重要穴位。可以用左手掌心按在右膝上，食指尖所指于中指尖平齐处便是足三里。用拇指与食、中指相对，左手拇指按于左侧足三里穴，先顺、逆时针各揉按 30 次，然后换手，同样揉按。也可以在临睡前取仰卧姿势，或先将左足的外踝压在右小腿的足三里穴位上，进行按摩。每次约按压 10 分钟，穴位处往往会产生酸胀、重麻等感觉。然后以同样的方法，换脚换腿进行按摩。

曲池

曲池穴位于肘横纹外侧端，肘横纹尽头的凹陷处。曲池穴有良好的扶正祛邪、活血止痛的作用。按压它的时候有一种酸痛感，可以用拇指或食指揉按穴位，或者点压穴位 5 ~ 10 分钟。这样做也有助于改善湿热体质，并有益于祛除脸上的痘痘。

血海

血海穴位于髌骨上 2 寸的大腿内侧缘，脾经所生之血在此聚集，气血物质充斥的范围如巨大的海，以此为名。该穴位可以化血为气，运化脾血，也是治疗瘀血症的重要穴位。以手指的指腹部位按压，每天坚持 3 分钟，点揉两侧血海穴。但力量不宜过大，能感到穴位处有酸胀感即可。要以轻柔为原则。

合谷

合谷即是虎口，合谷穴有宣通气血、行气活络的功效，可以治疗血瘀引起的各种色斑、疼痛。用拇指进小指方向用力按压，而并非垂手背的直上直下按压，每天坚持 5 ~ 10 分钟，但孕妇一般不要按摩合谷穴。

按摩腰部

将腰带松开，双手相搓，以感觉略发热为度，再将双手置于腰间，上下搓摩腰部，直至腰部感觉发热为止。搓摩腰部，实际上是对腰部的命门穴、肾俞穴、气海俞等穴位的自我按摩。这些穴位大多与肾脏有关，可以起到温肾壮腰、疏通经络、行气活血的作用。

经络穴位

血瘀体质者保养用穴位、经络、针灸的方法特别合适，活血穴位有曲池、血海、合谷、三阴交、太冲、背后的膈俞、肝俞。血瘀体质者可以通过刮痧得到有效地改善，在人体的背后脊椎骨两侧对称排列着两条膀胱经，每天由下而上进行刮痧，可以对血液循环的质量起到改善的作用。

 ## 多做运动，调和经络脏腑气血

血瘀体质者由于经络气血运行不畅，存在潜在的体内瘀血倾向。而运动可以增进气血的流通，所以对于血瘀体质者来说，运动调养非常重要。运动时要注重保持呼吸的深度和均匀，以充分推进血液成周身的运行，使经络脏腑气血调和。

血瘀体质气血经络运行不畅，在进行运动时，可以使全身气血、经络通畅，五脏六腑调和。所以要多采用一些有益于促进气血运行的运动项目，多参加一些有益于血脉心脏的运动，以促进气血运行，比如太极剑、太极拳、散步、舞蹈、内养操、八段锦等。要让全身各部都能活动，以助气血运行。正如《黄帝内经·素问·六微旨大论》所载："成败倚伏生乎动，动而不已，则变作矣"。所以人们会说生命在于运动，运动不息才能使生命不止。作为一种有氧运动，"快步走"时所吸入的氧气是人体安静状态下的 8 倍，可以使"血瘀"状态大大改善。

跑步时可采用一步一呼吸或四步一呼吸的方法。如果是年轻人可以适当加大活动量，如登山、跑步、球类运动等；中老年人要采用小负荷、多次的健身锻炼，以促进全身气血的通畅，如气功、散步、太极拳、广播操、八段锦等。运动中要注意保持水分的供应，当身体出现各种不适症状时如胸闷或绞痛、呼吸困难、四肢剧痛、头晕、头痛、恶心、双腿发软、特别疲劳、行走困难、心悸心慌等一定要引起注意。应该立即停止运动寻求帮助，或是到医院检查。

日常生活中，人们整个坐在办公室里进行紧张、持久的工作，而长期久坐不动会使血行不畅。尤其在女性经期，久坐可能会导致经血排出不畅，引起腰痛、下腹痛及经痛，甚至会形成子宫内膜异位，十分不利于女性健康。在工作中应该每隔四五十分钟站起来活动活动，下班后参加一些自己喜欢的活动，如跳跳舞、散散步，哪怕是在周末约个朋友一起逛逛街，可以有助于改善因久坐造成的血液循环障碍。如果血脉长期不通畅，就会引起体内瘀血的形成。

最廉价的活血化瘀的方法是春季运动。爬山、放风筝，做操、在郊外或公园或树林散步，不但能舒展肌肉筋骨、促进血液循环，还可以放松心情。常常郊游可以舒畅心神，有些末梢循环不太好的血瘀体质者，虽然气温升高，但其手脚的温度却不会随着气温的升高而变

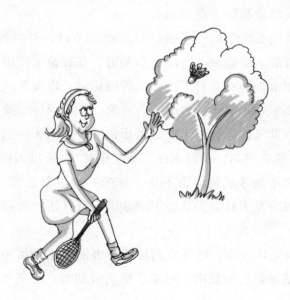

得暖和。此时要多活动上、下肢，如果手凉，可以多做推拳、甩臂等活动；如果脚凉则可以跳绳或原地跑步、叉步跳。让自己动起来，让春天的运动，使你变得健康起来。

当秋后来临，天气渐凉，血瘀体质者可以加大一些活动量，宜选择体操、慢跑、打篮球、羽毛球等中等强度的运动。要养成运动的习惯，不管选择什么样的运动方式，一定要让自己喜欢。每天坚持30～60分钟的运动，就会对健康很有益。运动应以微微出汗为度，以有助于机体内气血通畅，五脏调和，使体质得到改善。但要注意不要使运动强度过大，运动时不能大汗淋漓，否则就会违背"秋收"的养生之道，还会耗津伤阴，反而会使血瘀加重。

 ## 山楂是活血行气之王

人们都知道，河里的泥沙堆积在河床就会导致河道淤塞，人的血管也一样，当血液处于高凝状态，血液缓慢或血管壁不光滑，容易导致瘀血阻滞、血管狭窄或闭塞，当瘀血阻滞于脉管中，组织器官得不到血液供给，就会产生相应疾病。而山楂却有很好的行气通瘀效果。

山楂是我国特有的药果兼用树种，是可食用植物，核果类水果，质硬，果肉薄，味微酸涩，能防治心血管疾病。《食鉴本草》里说，它能"化血块，气块，活血"。山楂有消食健胃、行气活血散瘀的功效，血管在其所含的黄酮类物质作用下，可以很好舒张。山楂具有持久而缓慢的降压作用，并可以强心、降脂、扩张冠状动脉。

山楂中含有维生素C、胡萝卜素等物质，能阻断并减少自由基的生成，而且还可以增强机体的免疫力，具有抗癌、防衰老的作用。女性如果多吃山楂可以减少脂肪吸收，消除体内脂肪，具有养颜瘦身的功效。对于爱美的女性来说，是不可多得的食品。山楂也能除去胃肠内有害细菌，预防肝癌。山楂能助消化，具有养肝去脂功效，如果男性得了脂肪肝，养肝护肝应该首推山楂，山楂还具有降脂、降压、抗氧化、增强免疫力的功效。

山楂还能显著降低甘油三酯及血清胆固醇，对动脉粥样硬化起到有效地防治。也可以通过增强心肌收缩力，增加心输出量、扩张冠状动脉血管、增加冠状脉血流量、降低心肌耗氧量。起到预防心绞痛和强心的作用。山楂中的总黄酮有持久降压和扩张血管的作用。

山楂还具有活血化瘀的作用，是血瘀型痛经患者最佳的食疗品。血瘀型痛经患者常表现为行经第1~2天或经前1~2天发生小腹疼痛，待经血排出流畅时，疼痛逐渐减轻或消失，且经血颜色暗，并伴有血块。伴有乳房胀痛、甚至腹泻、呕吐、恶心、冷汗淋漓、甚至昏厥。

可以在经前几天用15克山楂泡水或用水煎服，或取1000克鲜山楂洗净后加清水，用文火熬至山楂熟烂，加红糖250克，再熬10分钟，待其成为稀糊膏状，经前3~5天开始服用，每日早晚各吃山楂膏30毫升，至经后3天停服，此为一个疗程，连服3个疗程即可。

另外，山楂干片营养丰富，含蛋白质、脂肪、糖类、钙磷铁和维生素C等营养成分，食后具有降血压、助消化、生津开胃和软化血管的效果。正确食用山楂能起到消食健脾、行气散瘀的作用，对产后瘀阻、瘀血经闭、疝气作痛、心腹刺痛都有很好的活血化瘀功效。

怎么预防脑梗塞

脑梗塞是一种常见的脑血管病，冠心病、糖尿病、体重超重、高脂血症、喜食肥肉等都可能导致脑梗塞，特别是45~70岁中老年人最为常见。脑梗塞危害很大，不仅会因为头晕或眩晕、恶心等症状表现影响生活，而且处理不当还会导致并发症，例如肺部感染、尿路感染等。

一旦发生脑梗塞，其治疗效果常不能令人满意，因此，控制危险因素及识别早期症状（先兆症状）极为重要。大约有 25% 的患者在脑梗塞发生前有短暂性脑缺血发作，中医称为"中风先兆"。

常见的先兆症状为：①暂时的黑蒙、单眼失明或偏盲；②记忆丧失；③语言不清、看不懂文字；④一侧肢体麻木或无力；⑤眩晕、呕吐；⑥看东西双影；⑦声音嘶哑；⑧呛咳或吞咽困难；⑨肢体动作不协调；⑩单侧或双侧口周及手部麻木等。一旦出现上述症状，千万不要麻痹大意，尽管这些症状很快恢复，但也应尽快到医院查明病因，找专科医生诊断，针对病因进行治疗。

脑梗塞的危险因素很多，有一些是无法干预的。如年龄，人过中年，患脑梗塞的风险会逐年增高，还有性别，男性比女性更容易发病。脑梗塞的发生还可能与遗传有关，但脑梗塞患者的家族成员仍可通过适当的措施达到预防目的。除了无法干预的危险因素外，现已发现有许多疾病以及不良的生活方式与脑梗塞有关，例如高血压、糖尿病、血脂异常、颈动脉狭窄、肥胖等，多半是由吸烟、长期大量饮酒、肥胖及缺乏运动等引起，可以通过调整生活方式或药物治疗进行干预。

高危人群要养成良好的生活习惯，平时要坚持规范系统治疗，饮食以清淡易消化为主，多食深海鱼类及高纤维食物。根据医学专家研究，大蒜中的蒜素能起到抑制凝血因子的作用，有助于脑血管疾病的防治。当蒜素与脂质结合，会产生与维生素 E 相同的效果，具有抗氧化及促进血液循环的功能。动物试验证明，某些中药有降低血压及血糖的功能，同时能防治动脉硬化。富含纤维的食物可降低胆固醇，如燕麦麸、芹菜等。要加强锻炼，养成运动习惯，持之以恒，才能维持理想体重，并减少胆固醇过高、高血压、糖尿病和肥胖的发生。研究证实，运动可以增加寿命。运动再加上日常心情开朗，就会远离疾病的困扰。

第九章
气机不顺，气郁体质需防郁

气郁体质是由于情志不达而处于抑郁的状态，易出现抑郁症、失眠、胀痛、烦躁病、月经不调、痛经等。气郁体质养生原则是疏通气机，养生法重在心理卫生和精神调养。开心是福，气郁体质者应该祛除郁闷，提高生活的质量。

 中医眼中的气郁体质

当一个人性格多内向，缺乏与外界的沟通，情志不达就会处于抑郁的状态，容易形成气郁体质。这种类型常见于大家庭的婆媳不和之下的受害者、精神官能症、消化性溃疡、躁郁症、失眠、更年期者，慢性咽炎患者及个性内向者。

病因

在人体中"气"是动力、是力量，气在人体的基本运行形式是升降出入，也就是说浊气下降，清气上升，阳气散发，阴精收藏。人体中的"气"不但要充沛，还要在发挥作用时一定要畅通无阻，无阻滞、无障碍。如果要达到人体周身通泰，必须要让这个过程顺畅。

如果在体内郁结气，就会让人叹息、郁闷。"善太息"就是一种本能地通过叹气来调气，使气顺一些。患者是否气行顺畅可以通过经常不由自主地叹气比较真实地反映出来，所以善于治疗内科杂病、妇科杂病的中医一般都很重视这个症状，人如果七情适度、情绪平稳，就会气行畅通无阻。由此可见总是郁闷、不高兴、生闷气是气郁的人的最显著特点。而且会因为气郁让身体会出现这儿疼那儿疼，这儿胀那儿胀。最常见的胸腹、胃脘、乳房、胁肋等部位胀满疼痛。肝脏是身体的将军之官，指挥全身的气畅通无阻，无拘无束，这叫"疏泄条达"。肝脏的疏泄条达功能相对不足容易造成气郁体质。

具体表现

这种体质表现为形体偏胖或消瘦，面色萎黄或苍暗；易于激动，平素性情易怒急躁或忧郁寡欢，胸闷不舒，脉弦，舌淡红，苔白。病发时会出现胸胁痛或窜痛，有时乳房及小腹胀痛，出现月经不调，痛经；咽中如有异物，有梗阻感或颈项瘿瘤；胃脘胀痛，呃逆嗳气，泛吐酸水；胀痛肠鸣，大便泄利不爽；头痛眩晕，体内的气逆行。

气郁体质的调养

气郁体质气郁在先、郁滞为本，所以气郁体质者的养生原则是疏通气机，养生法重在心理卫生和精神调养。在平时的日常生活中要多参加社会活动、集体文娱活动；常看滑稽剧、喜剧以及富有激励和鼓励意义的电视、电影，不要看苦剧、悲剧；多听明朗、轻快、激越的音乐，以提高情志；多读鼓励的、积极的、富有乐趣的、展现美好生活前景的书籍，以培养豁达、开朗的性格；不患得患失，胸襟开阔，在名利上不计较得失，知足常乐。

肝气郁结者要使居室内保持安静，禁止喧哗，避免强光的刺激，光线宜暗。心肾阴虚者居室要清静，保持室内温度适中。早睡早起，注意劳逸结合，保持睡眠的充足时间。

气郁体质者具有气机郁结而不舒畅的潜在倾向，要选用具有调理脾胃功能、理气解郁的食物，如苦瓜、萝卜、洋葱、菊花、玫瑰、蘑菇、刀豆、豆豉等，应该少食酸涩收敛的食物，如乌梅、青梅、杨梅、草莓、杨桃、酸枣、李子、柠檬、石榴、南瓜、泡菜等；亦不可多食冰冷食品如冰冻饮料、雪糕、冰激凌等。要达到疏肝理气，还应该少饮酒。

 ## 气郁体质的具体症状

气郁容易导致体内血、水、气运行不畅，使各种疾病在体内衍生，一般情况下以慢性病为主。林黛玉应该是典型的气郁体质者，表现为个性敏感、身体消瘦、心细如发，待人处事不圆滑，并经常犯头晕、胸闷等疾病，并在各方面打击下最终郁郁而终。

气郁体质与遗传有关，如果母亲是气郁体质，再加上怀孕时候郁郁不乐，情志不展，就容易将气郁遗传给下一代，使孩子成为天生的忧郁王子；幼年曾经历过比较大的不良生活事件打击，如寄人篱下、单亲者，或是小时候自信心受到过打击等；当工作压力比较大时，行政工作人员、管理人员、白领阶层容易养成气郁体质；过度要求完美，不仅对自己，对别人也同样如此，而且有些人欲望过多，却实现困难，当遭受挫折打击时，很容易陷入抑郁，再加上长时间得不能调整，容易形成气郁体质。

虽然每个人可能因为环境和生活有暂时性的气郁，易感抑郁症，出现各种胀痛感，但如果有长期的气郁体质就应该引起注意，容易向肿瘤倾向发展。气郁体者由于气滞，使粪便呆在肠道的时间也会较长，水分被吸收得多，就会大便干燥，从而引起便秘。气郁体质者性格内向，一般有两种情况：一种是内向的同时情绪平稳，平时话不多说，反应也不激烈，给人"钝感力"的形象，让人感觉比较木讷、温和；一种是内向话少，但心里边清，如明镜一般，而且异常的敏感，斤斤计较。不管有何种表现，气郁体质由于阴阳之气运行不利，就会使出阳入阴都不顺，使睡眠质量不会太好。气郁体质具体表现为：

1. 抑郁症，气郁容易引起抑郁症，抑郁症患者中，多数是气郁体质者。

2. 失眠，气郁所导致的失眠，治疗时很困难，吃药的效果也不是很明显。

3. 胀痛，如胸痛、偏头痛、肋间神经痛等。一般血瘀者表现为"刺痛"，而气郁者则会"胀痛"。

4. 月经不调，痛经。脏器功能会因为气郁而失调，而肾虚会导致月经量少，脾虚会导致月经量多色淡。如果出现周期紊乱应该与肝有关。并在月经将出之时会痛经。

5. 烦躁病，常突然瘫痪、昏倒，而实际上各种生命体征又正常，表现为喜怒无常。

6. 慢性咽炎，咽喉部有异物感，越是紧张焦虑之时越要吐唾沫、清嗓子，以此缓解紧张情绪。

7. 慢性胃炎、肝炎、结肠炎、胆囊炎。气郁伤肝最甚，如果长期气血运行不畅，就会引起消化系统的疾病。

8. 甲亢，有一种气郁痰结型甲亢是长期情志不舒，肝气郁结所致。

 让环境改善你的心情

一谈到气郁体质，《红楼梦》中的林妹妹应该是最容易让人想到的，她多愁、敏感、善疑，而她凄苦的身世也造就她的举世无双的忧愁之美，并美得让人爱怜，让人心碎。但林妹妹却是一个悲剧人物，我们可以欣赏她的美，而生活中却不需要林妹妹。

都说艺术来源于生活，其实在我们生活的周围真不缺乏"林妹妹"般的人物，忧愁的面容、哀怨的眼神、悲戚的话语，虽然大多数人是女性，但也不缺乏男版"林妹妹"。当与这些"病美人"相处久后，如果你的心理不够强大，或许还会被传染，让自己变得闷闷不乐、郁郁寡欢，遇到小风浪就容易产生悲观厌世的情绪。由此可见不仅相思是一种病，哀愁、郁闷也是一种很强的传染性病。所以对于气郁体质者来说，平时为自己创造一个开朗、豁达的环境就显得十分重要，在这样的环境里，给自己养成一种阳光、向上的心态，克服心里不良的情绪，重新做回豁达、快乐的自己。

很多气郁体质者表现孤芳自赏、清高孤傲，对一些不合眼缘的人和事经常瞧不起，对于社会一些不和谐、不合理的因素常常义愤填膺，没有一颗包容的心来面对那些不符合自己观念的现象，无形中就在自己的身上贴上苛责、不合时宜、不合群，当然别人也不愿意亲近。时间长后更加郁郁寡欢、形单影只，当处于这种状态时，最好不要再一个人独处，应该去找朋友们喝喝茶、聊聊天、唱唱歌，来缓解自己的不良情绪。

人是社会的生物，单个人离开社会后就会寸步难行，当融不到社会的大环境，个人的情绪也会受到极大的影响。所以对于个人来说，不能要求社会来适应自己，而应该积极地调整自己去适应社会的发展和变化。有时间和能力时，应该多为社会奉献力量，赠人玫瑰，手有余香。你的爱心或许就是改变社会风气的一剂药方，而你的心灵也会在浓浓的爱中寻找到宁静的港湾。

当情绪低落、心情不佳时，你不妨在周末时给自己安排一两个小时的独处时间，平平和和、安安静静地总结一下过去的一周自己曾为什么不快乐、哪些事曾让自己感觉幸福、曾经得到过什么、失去过什么。快乐的事情要写下来，并放到每天都看得见的桌子上，要对自己时刻进行提醒，不要再为某些烦恼再次黯然伤神。应该给自己制作一个快乐表格，为自己每天安排一件快乐的事，然后按照表格持之以恒地做下去，你就会在不知不觉中发现，竟使自己变得很快乐，不再会没来由地唉声叹气，也不会看到世界到处是灰蒙蒙的，天空也会比过去变得更加晴朗。

所以，气郁体质者应该主动与人沟通、交往，不苛求别人，增加亲和力。行气、理气、舒畅气机是气郁体质调养的原则，气郁体质者应该居住在宽敞明亮、干爽整洁的居所里，如果在潮湿、阴暗的房间内会加重气郁体质不适的状态。在日常生活中要穿着整洁干爽、宽松大方的衣着，生活严格按照既定的计划规律进行，不要有过多的家务琐事，也不必过分认真计较，早睡早起，务必定时，多去户外运动郊游，适时调整心理状态，减少自己在室内独处。

运动起来心情好舒畅

在日常的生活中，人们由于长期情志不畅、气机郁滞而形成气郁体质，而体育锻炼的目的是舒畅情志，调理气机，对于气郁体质者来说，应该尽量增加户外活动，坚持较大量的运动锻炼。

气郁体质者往往表现为情绪不稳定、性格内向、脆弱、敏感多疑，也有人表现为急躁易怒、容易激动。从中医来看，气郁体质者往往是受气机郁滞和情志郁滞互相影响，因此要从调理气机和调理情志两个方面入手。运动是调气机的最好的方法，动就会气血流畅，气和心平，从而能达到调畅情志的作用。如果气郁体质者不兼有气虚、阳虚、血虚等体质，很适合一些较大强度运动量的锻炼，如登山、跑步、球类、游泳、武术等。充沛的运动量可以较好地疏通气血，促进食欲及改善睡眠。

如果从调情志的角度来看，进行专项兴趣爱好锻炼和何如游戏应该是很好的选择。这些锻炼本身就能怡情逸志，气功、八段锦、瑜伽等运动多是形神并炼，有动却神静，在进行锻炼的同时可以达到怡神的效果，在气功方面要以保健功、强壮功、动桩功为宜，着重锻炼呼吐纳功法，以开导郁滞。另外一种放松心神的方法是打坐调息入静。而群体性的体娱游戏如打牌、下棋等均能促进与人交流，让人开怀。运动娱乐时应该保持心态的平和，切莫同别人争执、较劲、比试高下，保持舒畅和娱乐的状态。

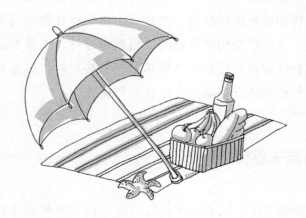

　　另外，旅游活动也可以运动身体，不仅使全身的气血舒畅，还可以欣赏自然美景，呼吸新鲜空气，调剂精神状态，并能沐浴阳光，使体质增强。秋高气爽的秋天空气质量较佳，这个节气暑气渐消，秋高气爽，玉露生凉，丹桂飘香，也是一年中的黄金旅游季节，气郁之人应该抓住这个有利的机会，不妨多运动、多接近自然，吸收天地精华，尤其做些伸展运动，可以起到"运化作用"，运指呼吸，"运之始畅"，就是说呼吸一旦舒畅开来，"化之始通"。从呼吸带动的循环系统、肠胃消化到内分泌一路顺畅，自然使气血循环活络，能收敛心能起到滋脾补筋、强化 循环，维持身体灵活度的作用。

　　气郁体质者最好不要浪费自己的任何时间，把自己的平时闲暇时间统统变成运动时间吧，在当你等人等得焦虑不安时，为何不能把这些等待的零碎时间化成锻炼的时间呢？掌握几个疏肝理气的穴位，随时拿来按一按，如：膻中、内关、中脘、气海。掌握几个疏通经络的小动作，摩面、甩手、敲打肝经、摇头摆尾去心火、背后七颠百病消。在自然站立时，抬起脚跟，并将双臂从耳侧向头上伸直，双掌相对并拢，脊背挺直。呼气时将身体同时向右侧弯曲到最大限度，脚跟不能落地，保持数秒后吸气并使站姿还原，然后向左侧重复这一动作，反复进行 5 次，能起到疏泄肝胆、气机通畅的目的。

气郁体质主要表现为"善太息"

经常叹息在中医上叫"善太息"，善太息是中医学的病证名，出自《灵枢·口问》，是指患者感觉胸中憋闷，不自主地每以长声嘘气为舒的症状。又称叹长气、叹息。

叹气是气机郁滞，而郁滞会让人觉得不舒服、憋闷，就会无意识地通过叹气来舒展气机，就会不断地叹气，只要一个人坐着就会不由自主、莫名其妙地叹气，那肯定潜意识里或心中有不开心的事，让人的心情得不到舒展。

《灵枢·口问》中所记载的善太息病机为心气不畅，可针刺手厥阴心包经、手少阴心经、足少阳胆经留针进行补法治疗。后来分为肝郁及气虚二证。肝郁表现为长嘘叹气、神情漠然、胸闷不舒、口苦、纳少、眩晕、脉弦、苔白，主要由情志所伤，欲望不达或精神受到强烈刺激所致，出现肝气郁滞，失其调达的病属实症。在治疗时应该以疏肝理气解郁为原则，可以使用逍遥散，柴胡疏肝散；气虚症状表现为常欲叹息、倦怠乏力、短气自汗，舌淡胖苔白、纳少、脉细，主要由久病失养、悲伤过度而致气虚，出现宗气不展，气机不利的病属虚症。治疗时应以补中益气为原则，可以使用补中益气汤、保元汤。

运气善太息，皆属胆受到邪热的侵袭。经云：阳明在泉，燥淫所胜，病善太息。又云：阳明之胜，太息呕苦。又云：少阴司天，地乃燥清，凄怆数至，胁痛，善太息是也。《内经》灸刺善太息，皆取心胆二经。经云：黄帝曰人之太息者，何气使然？岐伯曰：思忧则心系急，心系急则气道约，约则不利，故太息以出之，补手少阴心主，足少阳留之也。又曰：胆病者，善太息，口苦，呕宿汁，视足少阳脉之陷下者灸之。又云：胆足少阳之脉，是动则病口苦，善太息，视盛、虚、实、寒、热、陷下取之是也。由此可见，气郁停滞在不同的脏腑器官，所表现出的症状是不一样，需要不同的调养方法。

在日常饮食调理方面，善太息者应该合理饮食，少吃煎、炸、烧、烤食品，多吃新鲜的水果蔬菜，患病时应该避免使用可能对心脏有毒性的药物，平时要根据个人的体质用中药汤水食疗调理，最好让中医师当面望闻问切后进行辨证的食疗指导。可以服用消积化滞片，以消积化滞，清理肠胃。以治疗胸闷胀满，消化不良，肚腹疼痛，大便不通，恶心倒饱。在日常的生活中应该加强体育锻炼，保持愉快乐观的心情，平时的饮食宜清淡，忌生冷、辛辣、油腻等刺激性食物。

从"气机"上排除"气郁"

人体的五脏在"天气"与"地气"的结合下，平衡地运行，人体内的气是流动不止的，其流动的形式被中医归纳为"升降出入"四种形式，统称为"气机"。如果气的流动受阻，就会出现"气郁"或"气滞"。在如今快节奏的都市生活中，过大的压力导致气郁体质的人越来越多。

在我们国家有一句俗语"人为一口气，佛为一炷香"，当人没气时，也就意味着生命的终结。中医认为天地之气的交感产生了人，《黄帝内经》就有"天地合气，命之曰人"的说法。由此可见"气"是人体构成的物质基础，所以《医门法律》中有"气聚则形成，气散则形亡"的说法。气又是如何在人体内起着作用呢？一般情况下将气分为"天气"和"地气"。《素问·六节脏象论》说"天食人以五气"，张景岳对此的解释更为详细："天以五气食人者，臊气入肝，焦气入心，香气入脾，腥气入肺，腐气入肾也。"五气分入不同的脏腑以供养人体。

人以食五味，所谓的五味就是酸、甘、苦、辛、咸。五味对应着人体的五脏，其中酸入肝，甘入脾，苦入心，辛入肺，咸入肾。每天人们所食之物就是为了供养五脏。"天气"与"地气"的结合起着对五脏之气滋养的作用，并维持着正常的人体生理活动。

由于现在生活节奏加快，压力也越来越大，使得气郁的人越来越多，而女性患此症的比例更大，这是因为女性更容易情绪化，使气机不畅，导致气郁。从形体上来看，气郁者一般表现为偏瘦，在性格上也比较内向，容易出现情绪多变。一会儿笑，一会儿哭，一会儿多疑，总会因一点小事就会触动敏感的神经。从外表上看，气郁体质者总是看上去忧心忡忡，一幅惆怅的表情。在气机不畅的情况下，人体内的气就会乱窜，就会出现喜欢叹气，叹一口气会感觉格外舒服，或是出现疼痛的现象。从舌象上看，气郁者的舌苔很薄，舌头是淡红的，脉弦而细。另外，气郁者大便偏干，便溏的情况很少，痰多，如果不及时调理，气郁很有可能发展为抑郁症。

由于肝可以调节全身的气机，主疏泄，对于气郁者来说，应该以疏肝理气为主，平时应该多吃一些理气效果好的食物，如白萝卜、柑橘、香菜。此外，小茴香、薤白（小独蒜）、佛手、荞麦、豌豆、山楂、玫瑰花等理气的效果也不错，平时应该多吃一些。对于气郁者来说，食疗只是外力，最主要是加强内心的修炼，平时应该养成一种豁达的心态，坐看花开花谢、云起云落，保持心中的一份坦然，修得一份宁静才是最重要！

气郁会让你更苦恼

"六郁"最早出现于元代朱丹溪的《丹溪心法·六郁》，即气郁、湿郁、痰郁、热郁、血郁、食郁。气郁为六郁之首，气郁出现时，诸郁遂生。所以七情所伤，气郁为先。

气作为人体的动力，使人体的各种生理活动正常进行，能输布津液，推动脏腑气化，消化水谷。当出现忧思郁怒，情志过极时，气机首先受到伤害。肝气郁结，疏泄就会失常，气机郁滞，就会使气郁形成。而通常所说的气郁是指肝气的郁结。肝司疏泄，以气为用，而气的疏泄能使周身气机，脏腑的功能活动条达畅茂。如果肝气郁结，疏泄失常，脚气郁结而使诸脏气机皆不畅达。

肝气郁结主要有两大类，一是肝气郁于本经，出现胀痛或胸胁胀满，善太息，郁郁不乐；二是肝气郁结病及其他脏器，如肝气犯胃，脘痛嘈杂，吞酸吐苦；肝郁乘脾，中气不运，腹满少食，呕恶痛泻；肝气侵肾，藏泄失司就会小便淋漓不宣或癃闭不通。

气郁至血，则为血郁，血的运行听命于气，所以为血之帅，如果气郁滞就不能帅血畅行，就会形成血郁。《丹溪心法·六郁》说："血郁者，四肢无力，能食便红，脉沉"。

如果因气郁而不能布津，就会在体内形成痰郁。津液属阴类，赖气以行，气郁得不到通顺，使气化失常，如果津液无法输布蒸化，就会停聚成为痰。《丹溪心法·六郁》说："痰郁者，动则喘，寸口脉沉滑"。

如果因气郁不能化湿就会成为湿郁。人体内本来没有湿，只是由于气化失常而停滞在体内。气机郁结，气化不利或肝郁乘脾，脾运不健，使水湿得不到正化，就会停聚生湿，最终聚发为湿郁。《丹溪心法·六郁》说："湿郁者，周身走痛，或关节痛，遇阴寒则发，脉沉细"。

气郁化热就会成为热郁。气属阳，如果气郁不解，时间长久后就容易热化，所谓"气有余便是火"。气郁化火就会成为火郁。而湿、痰、血、食诸郁也常壅而化热，所以热郁常由诸郁所致。《丹溪心法·六郁》说："热郁者，瞀闷，小便赤，脉沉数"。

气郁纳化失常，食在体内滞停就会成为食郁。饮食被人体吸收并能运化，皆依仗气的推动。《血证论》说："木之气，主于疏泄，食气入胃，全赖肝木之气以疏泄之，而水谷乃化。设肝之清阳不升，则不能疏泄水谷渗泻中满之证，在所不免"。当肝气郁结出现疏泄不利时，就会逆犯胃，使胃气失于和降，纳化失职，致使纳而不化，积滞饮食，从而形成食郁。《丹溪心法·六郁》说："食郁者，嗳酸，腹饱不能食，人迎脉平和，气口脉紧盛者是也"。

由此可见气郁为诸郁之始，在出现诸郁时必兼有气郁。当气郁长久后，就会继发多种病变。使病机发展变化。在肝郁气滞的基础上，常可继发火郁、血郁、湿郁、痰郁、食郁等多种病变。《丹溪心法·六郁》说："气血冲和，万病不生，一有怫郁，诸病生焉。故人身诸病，多生于郁。"如果郁多积渐成就会使病难速解。气郁为病，多由情志郁闷不乐、抑郁不伸所致，这种病的形成是日积月累，而不是突然发病，在治疗时应该用和解的药剂，疏肝理气以解郁，以缓慢解决。

 无辜的"更年期综合征妇女"

气郁体质与女性更年期综合征的发病有密切的关系。在生理上，女性赖肝血充养，在情志、心理上，女性依赖肝气调畅，女子以肝为先天。在经期、孕期、产期，女性数伤其血，致血不能养肝，而气郁体质的一般情况下是由疏泄失权而形成，女性多郁，尤其是在更年期更易形成气郁体质。

女性性腺卵巢大约在 35 岁就发生生理性退化，逐渐减少雌激素的分泌，医学上称这一时期为围绝经期，随后女性开始进入更年期，并会出现更年期综合征。主要表现为卵巢功能逐渐衰退并更丧失功能，使雌激素水平下降，从而所引起以自主神经功能紊乱代谢障碍为主的一系列症候，如易流泪、易激动、消沉、抑郁、焦虑、失眠、注意力不集中、记忆力减退等，而这些是气郁、气滞的结果。

汉代张仲景《金匮要略·妇人杂病篇》说："妇人脏躁，喜悲伤欲哭，像如神灵所作，数欠伸，甘麦大枣汤主之。"由此可见本征与

"肾气衰"关系密切，治疗时应该着重从补肾入手，调整肾及脾、肝、心等脏器功能的偏衰或偏盛，并要注意在此基础上产生的痰、火、郁等病理实邪。妇女更年期综合征的表现复杂，但主要发病机理源于肾，肾虚精亏，进而导致火旺阴虚，使人体的阴阳动态平衡被打乱，人的立命根本被动摇。往往会累及到五脏，导致肝阳旺盛，出现失眠、易激动、易怒、胸胁苦满、头目眩晕、月经异常、血压波动等阴虚肝旺之症。

妇女进入更年期综合征后要注意情绪疏导、乐观开朗、动静结合。并要针对更年期的心理与生理的异常反应及时就医，并在医生的指导下进行调整。如果总是疑心重重，郁郁寡欢就会削弱机体的抵抗力，从而使人体的身心健康受到影响。对于更年期者，更需要家人给予理解和关怀，作为儿女应该用自己的青春气息感染父母的情绪，帮助她们缓解心中的抑郁情绪，如果老人唠叨或是在某件小事上遇到矛盾，不要顶嘴，应该善于体贴、关切，或者避开矛盾的锋芒，说点高兴的事使对方的注意力转移。

更年期综合征并不是发生在所有人的身上，而仅出现在一部分人身上。当出现这种症状时，需要这些人正确认识更年期所出现的心理问题和情绪变化。更年期的某些生理、心理和情志的失调是暂时性的、功能性的，所以不要为此而感到惊恐不安，情绪稳定、精神乐观是顺利度过更年期最重要的心理条件，而心理决定生理，一个健康的心理，就能减少疾病的发生，健康当然就相伴了。

花开花谢自有期，新陈代谢也是不以人的意志为转移的客观规律，作为人生中的一站，更年期宛如列车的一次转弯，发生不够平衡、出现些颠簸也是正常的事，所以对于女性来说，无须害怕更年期出现的种种变化，应该从心理上做好充分的准备，以顺利地度过更年期，迎接人生的第二个春天。

气郁疏肝是关键

人体的肝脏从脏腑来说属于阴脏，从功能方面讲，主藏血，这个功能从性质上说是偏阴性。由于它藏血很多，根基牢，才可以疏泄。如果肝血不足，就很容易使疏泄过甚，或是疏泄没有力量，出现郁滞。所以肝脏一定要有阴血滋润和涵养。

肝气郁结为气郁体质直观上的薄弱环节，要想让肝气不郁结，疏肝理气是一方面，更重要的是把它喂饱，这样才能让肝收放自如、疏泄有度。所谓的肝主疏泄是指肝气具有升发、向外、向上、流通的作用，反映了肝主动、主升的生理特性。古人常以木气的冲和条达之象比喻肝的疏泄功能正常、柔和的生理状态。肝的疏泄对维持人体各经络、脏腑、器官、组织的正常活动和相互之间的协调起着至关重要的作用。《读医随笔》中说："凡脏腑十二经之气化，皆必借肝胆之气化以鼓舞之，始能调畅不病。"也就是说，借助肝胆之气的鼓动和激发，脏腑十二经络的气化才能调和顺畅不致生病。

肝的疏泄功能包括四个方面，气机是第一个功能，它是人体脏腑功能活动的基本形式。一般情况下，位于人体上部脏腑的气多降，位于人体下部的脏腑之气多升，使得体内气机出入畅通、升降有序。当肝调畅气机功能正常，气机和谐，经络畅通，人体器官、脏腑、组织的活动也协调、正常。当肝调畅气机功能失常时，就会出现肝气的升发不足，气机运行受阻，从而形成气机郁结和气滞不舒的现象，或是肝的升发太过，致使肝气上冲于头目，形成肝气上逆的现象，严重还会出现血随气逆，引起咯血、吐血。

促进脾胃的运化功能是肝主疏泄的第二个方面。食物在胃中消化后，便会将水谷精微传输给脾，往下将糟粕传给小肠，从而使降浊的功能得到发挥。通过升清功能，脾将水谷精微传输到其他脏腑，而能否协调好脾胃的升降功能，都有赖于肝气的推动。胆分泌的胆汁是重要的消化液，当肝气失调后，就会影响到胆。所以《血证论》中说："木之气，主于疏泄，食气入胃，全赖肝木之气以疏泄之，而水谷乃化；设肝之清阳不升，则不能疏泄水谷，渗泻中满之症，在所不免。"也就是说，肝主疏泄，当食物在胃里消化后，要化为水谷精微全依赖肝木气机的疏泄。肝气机收汇如果不正常，无法运化水谷，就会出现泄泻、中满、积滞的现象。肝气郁结，横逆犯脾胃，脾不升清就会出现腹泻、腹胀、不欲饮食等症。如果胃失和降，就会出现嗳气、呃逆、胃脘及胁肋胀痛的现象。而肝气郁结，会导致胆汁分泌、排泄异常，胁下胀痛的现象就会出现。胆汁随胃气上逆会出现呕苦、口苦的现象；当胆汁随血液溢出肌肤，则会出现黄疸。

促进血液和津液的运行是肝主疏泄的第三个方面，津液的运行输布和血液的运行都有赖于气的推动，当肝气机调畅，血液才能随之而行，当出现气滞时血瘀也容易形成，所以肝气郁滞会导致乳房、胸胁胀痛，月经不调、闭经、痛经等现象，严重时就会出现乳房肿块的症状。《血证论》中说："气行则水亦行"。当肝气郁结，阻碍脏腑气机，水会因气滞而停，从而导致水肿、痰饮、腹水等病症。

调畅情志是肝主疏泄的第四方面，气血的正常运行推动人的正常情志活动，当肝的疏泄功能正常，血会因气机调畅而畅通。气血调和会使心情舒畅。如果肝的疏泄功能失常，肝的升发之气不足，就会出现肝气郁结，出现抑郁寡欢、心情苦闷、常喜叹息、多愁善感，甚至闷闷欲哭的现象；当肝气郁而化火，肝气过高升腾，就会出现失眠多梦、头目胀痛、急躁易怒、面红目赤，甚至狂躁妄言的现象。由此可见，精神、情志会因为肝疏泄功能失调而出现不正常。当外界的精神刺激，特别是郁怒，又会导致肝疏泄功能失常，出现气血不调、肝气不舒乃至肝气郁结等现象，日积月累的情况下就会形成气郁体质。

开心是福，祛除郁闷提高生活质量

当人们心情好的时候，看着什么都会顺眼，做起事情来也会觉得顺心。如果每天能保持着一份好心情，就会让我们每天都会变得充实和快乐。所以人们会说虚怀若谷者得天时，处事廉洁者得地利，而转危为安者得人和。

每个人都希望自己处在幸福和欢乐之中，但生活却总是在千变万化，错综复杂地进行着，祸不单行的事不可能避免。当持久而频繁地处于生气、扫兴、悲哀、苦闷之中时，人的健康必然会出现问题，甚至寿命会受到减损。而精神苦闷、忧思郁怒便是导致气血郁结的原因。不仅会由气郁而导致明显的病症，也会使躯体导致一种障碍性抑郁。这种比较特殊的抑郁会出现气郁在哪里，就会使哪里感觉明显异常，或胀闷，或疼痛；或肢体感觉异常或是胃肠道不舒服等。总之就是浑身感觉不舒服。这种情况下往往在医院被误认为是某种躯体的疾病，却对本质的抑郁症忽视了。

而患者本身也根本意识不到自己情绪出现问题，总认为是身体上有什么病变，于是就奔波于医院中，但不管你如何检查、化验，器质上没一点问题，可是患者却是痛苦不减，人们很难正视这种身体障碍性抑郁。气郁体质者多性格内向，不容易与外界沟通，由于情志不达就会使精神处于抑郁状态。所以气郁体质者养生法应重在精神调养和心理卫生。养生贵在与自然同气相求。《黄帝内经》中讲到，"以使志生，生而勿杀，予而勿夺，赏而勿罚，此春气之应，养生之道也。"在一年四季中，春季是一个欣欣向荣的时节，应该让心情也顺应此时的特点，赞美、鼓励、立志、奖赏都是最佳的态度。

而人生其实就是三天，即昨天、今天和明天。当悠闲的一天过去后，在不经意间又使今天变成了昨天。不管你是乐或愁，是喜还是悲，也不看你的生死，时间是无情者，它只知道不停地向前走。所以今天永远都在昨天的影子里，而明天却显得那么遥不可及。在人生中，不可能时时刻刻都会轻松洒脱，也不可能做每一件事情都完完美美，但只要活着就如在海洋中漫游，随时都会感受生活的酸甜苦辣，体会着人生的悲欢离合。不管遇到什么事情，称心如意也好，悲观失望也罢，生活总在向前，时间也总在继续。所以既然活着为什么就不能放松身心，保持一个健康的体质呢？

对于气郁体质者来说，更应该乐观地生活，减少抑郁，多参加社会活动，集体文娱活动，培养豁达、开朗的性格，不计较名利上的得失，不患得患失，凡事要知足常乐，主动与人沟通，知道如何与人交往，增加亲和力，不苛求他人，多亲近大自然，时常去旅游，就会使气机舒展。不管怎么样，在人的一生中，知足应该是最大的幸福，知足会让人开心，祛除郁闷，让人们健康快乐地生活下去。

 ## 气郁体质的食疗方法

胡萝卜陈皮炒肉丝

❀ 配方：瘦猪肉100克，胡萝卜200克，陈皮10克。

❀ 烹制方法：先将胡萝卜切成丝，然后将猪肉切成丝加黄酒、盐拌匀，把陈皮浸泡软后切成丝。将胡萝卜丝炒熟后出锅，然后再将肉丝、陈皮用油炒三分钟，加入胡萝卜丝，少许黄酒、盐同炒至干，再加少量水焖3~5分钟，撒入香葱即可。

❀ 用法：可以作配菜食用，能宽胸理气。

香菜螃蟹

❀ 配方：鲜蟹200克，香菜100克，熟猪油、芝麻油、葱花、姜末、酱油、水淀粉、醋、面粉、绍酒、味精、盐适量。

❀ 烹制方法：先将蟹洗干净，除去蟹鳃、背壳、下腹脐部，将蟹脚上的毛刮净，将蟹切成 2 厘米左右的长方块，蟹腿留下，去掉脚爪和蟹腿的关节。然后底板朝下摊开平放到瓷盘里，在上面撒一层薄薄的面粉，备用。将香菜洗干净后切成 2 厘米左右的小段，把姜末、葱花、酱油、水淀粉、绍酒、醋、味精、盐放到小碗里拌匀。将锅里放入熟猪油，用大火烧至六成热下蟹块，炸到呈红色后，捞出沥油。将炸好的蟹块放入锅中，开小火，把调好的汁液倒入锅中翻炒 3 分钟，淋入麻油，盛到盘内，撒上香菜段即可食用。

✺ 用法：可做菜食用，有补骨添髓、益补脏腑、通经络、养筋活血、清热止痛、利肢节的功效。气郁体质者如有体乏怠倦、消化不良、胸胁骨痛、四肢无力等症状时宜食用。

陈皮鲫鱼汤

✺ 配方：鲫鱼 1 条（约 200 克），陈皮 10 克，葱段、生姜末、料酒、酱油、淀粉、味精、盐适量。

✺ 烹制方法：将陈皮洗净后切成丝，把鲫鱼掏脏洗净后，放入姜片、陈皮、胡椒粉、葱段，然后再把鲫鱼放到碗里，加入醋、黄酒、盐、味精和适量清水，隔水炖熟即可。

✺ 用法：可空腹食用，有疏肝解郁、养血止泻、理气健脾的功效，治疗腹泻、腹痛等症状。

金橘鲜姜杏仁

✺ 配方：金橘 100 克，橙汁 150 毫升，杏仁 50 克，生姜 5 片，白砂糖适量。

✺ 烹制方法：将白砂糖和橙汁放到锅里，用中火煮至呈黏稠状，放入生姜片煮 1 分钟，然后再放入金橘和杏仁煮 2 分钟拌炒均匀即可盛出。

✺ 用法：可随时食用，有活血散结、理气解毒、补肝开胃、化痰止呕的功效。如果气郁体质者出现呕吐、痰多、泛酸、头晕、头痛、消化不良时宜食用。

甘麦大枣粥

❀ 配方：小麦 50 克，甘草 15 克，大枣 10 枚。

❀ 烹制方法：先将甘草放到锅里，加入 600 毫升水，用大火煎煮 15 分钟，然后去渣留汁，加入小麦与大枣，煮成粥即可。

❀ 用法：空腹服用，可以安神益气，适用于妇女脏器燥热，精神恍惚，或者盗汗失眠、舌红、脉细而数者。

复方山楂粥

❀ 配方：粳米 50 克，山楂 30 克，柴胡 10 克，三七 5 克，蜂蜜适量。

❀ 烹制方法：将山楂、柴胡、三七放入锅里煎煮两次，每次加入 1000 毫升清水，先用武火煮沸，然后再用文火煎煮 30 分钟。然后把两煎煮药汁合并，将粳米放入锅里加适量清水用武火煮沸，然后倒入药汁，用文火熬烂，调入蜂蜜即可。

❀ 用法：每日一剂，可以起到行气散结、健胃消食、活血化瘀的功效。

让中医帮你打开气郁之门

气郁体质进行经络调养应该以疏肝理气为基础，对不同症状要有针对性地采取相应调理方法。期门、太冲、阳陵泉等穴位，都能起到理气疏肝的效果，不但可以让医生进行针刺，还可以自行按摩。

按摩

胆经循行于身体两侧，可以在平时用两手在身体两侧自上而下搓摩两侧肋骨，长期坚持做下去，能帮助疏理肝气。除了按摩和针刺疏肝理气的穴位外，如果是有癔病倾向者，可以加内关、神门、心俞；

喉中似有异物、梅核气者，可加列缺、天突、照海；失眠、健忘者可加神门、内关、百会、四神聪；女性乳房胀痛、月经不调者可以加三阴交、地机、阳陵泉。

经常按摩气海穴，可以起到舒畅气机的作用。而气海穴能生发阳气，当阳气充足时，使阳气充润上升，起到滋养清窍的功效。所以气郁体质偏于气机郁滞在上焦者特别适合按摩气海穴。如果气郁体质者偏于在中焦，应该选用阳陵泉穴，它是胆经上的一个穴位，可以起到疏肝利胆的作用。

对于由气机不畅所致胸胁胀痛者，可每天拨动阳陵泉三次，每次15 分钟或用艾条灸 10~20 分钟。如果同时敲胆经，点肝经上的曲泉穴、太冲穴，就会有更好的疏肝理气效果。涌泉穴在肾经上，是肾经的首穴，所以气郁体质者偏于气机郁滞在下焦，应该经常按摩这个穴位。位于腿部的足厥阴肝经多进行敲打，可以起到疏肝理气的作用，用手捏握拳从大腿内侧中线敲打至小腿内侧。也可以压按脚背的太冲穴，太冲穴是肝经的原穴，在脚大趾和二趾之间的缝上 2 寸，也就是脚背最高点附近。其作用很大。

前头痛患者可以采取坐位，放松全身，先从印堂穴开始按揉 1~2 分钟，然后再按摩前额和眉弓 3~5 遍，再揉点太阳穴 1~2 分钟，再往下揉点风池穴 2 分钟，最后再拿捏肩井穴、捏合谷穴 3 分钟，就能缓解头痛，使症状消失；偏头痛患者应先点揉 1~2 分钟太阳穴，接着点揉 2 分钟头维、下关穴，然后点角孙穴、翳风穴 2~3 分钟，接着要捏拿 1~2 分钟颈后大筋，最后揉 3 分钟阳陵泉穴；头顶痛患者要从印堂、鱼腰穴开始，分三线揉、压、按到百会穴 3~5 遍，再点揉 2 分钟百会、通天穴，点揉 3 分钟涌泉穴；后头痛从风府穴开始揉至大椎穴 5~10 遍，接着揉按天柱穴，拿捏 2~3 分钟颈肌，捏 2 分钟合谷穴，最后揉 3~5 遍骶背部结束。如果是外感性头痛，还要配合揉按背部膀胱经，以皮肤透红即可。内伤配合按摩腹部，重点揉气海、中脘、关元穴。

针灸疗法

取穴：主穴，百会、风池、太阳。配穴，如果是阴虚阳亢型加太冲、阳陵泉；如果是瘀血型加阿是穴、合谷、三阴交、血海、委中；如果是阴虚火旺型加脑空、肾俞、悬钟、太溪。

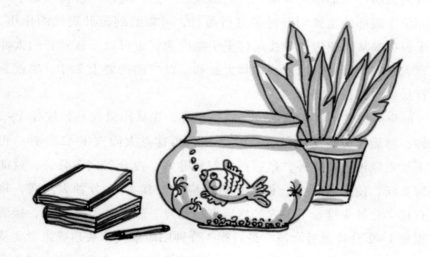

第十章
容易过敏，特禀体质需调护

特禀体质是由先天因素和遗传因素造成的特殊状态的体质，易出现荨麻疹、哮喘、咽痒等病症。特禀体质最重要的是要对自己的过敏原到底是什么查清，平时生活、饮食要多加注意，花盛的季节少出门，一定要保持乐观的情绪，做到精神愉悦。

中医眼中的特禀体质

特禀体质又称为过敏、特禀型生理缺陷，"特"就是指特殊禀赋，是由先天因素和遗传因素造成的特殊状态的体质，主要包括遗传病体质、过敏体质、胎传体质等。

主要表现

特禀体质表现有多种，如有的人即便没有感冒症状也会经常出现打喷嚏、鼻塞、流鼻涕，容易患哮喘，对食物、气味、药物、花粉、季节过敏；有的人皮肤常过敏出现紫红色瘀点、瘀斑寒体质，皮肤常在抓挠后发红，与西医所说的过敏体质有些相像，有些人皮肤容易起荨麻疹。从总体的特征来看，先天失常，生理缺陷、过敏反应是其主要特征；从形体上来看，过敏体质有生理缺陷或先天禀赋异常或有畸形。常表现为风团、哮喘、咽痒、喷嚏、鼻塞等；患遗传性疾病者有先天性、垂直遗传、家庭性特征；患胎传性疾病者具有母体影响胎儿个体生长发育及相关疾病特征。

原因

特禀体质造成的原因是复杂而多样的，但皮肤是人体最大的器官，是保护身体的天然屏障，它以分泌一种"溶解酵素"，杀死侵入的细菌，防止病原体入侵。皮肤上的汗腺对人体体温起着调节作用，使人体体温维持在 37 度左右。由于皮肤上面分布着 200 万～400 万个痛觉点，50 万个触觉点，3 万个热觉点，使皮肤对冷、热、痛、压等刺激很敏感地觉察到。通过以上分析可知，皮肤出现问题是由内因和外因共同的作用造成，也就是环境和基因共同作用的结果。

春暖花开的春天是一切生命的开始，而有些人却特别害怕春天，因为他们会因春天的花粉而过敏，从而给他们带来很多烦恼。对于特禀体质者来说，这样的烦恼就时常困扰。当春天花粉一飘，他们就不停地流眼泪、打喷嚏。虽然有先天的原因，但后天的原因也是过敏体质者无法躲避的，所以当出现过敏后去医院化验，就会有虾过敏、桃过敏、鱼过敏、小麦过敏、荞麦面过敏，食物竟也能对人体造成危害，什么也不敢吃。

不从体质考虑，有些东西只是防过敏，但有些过敏却防不了，有人对螨虫过敏，却根本不可能把整个屋子里的螨虫全部清理，所以很多过敏原是切不断的，大千世界有太多过敏原，是让人防不胜防的。

特禀体质调养

特禀体质者宜饮食均衡、清淡，粗细搭配要适当，荤素配伍要合理，少食蚕豆、荞麦、茄子、白扁豆、辣椒、鹅肉、牛肉、虾、鲤鱼、蟹、浓茶、咖啡等腥膻发物、辛辣之品及含致敏物质的食物。被褥、床单要经常洗晒，保持室内清洁。刚装修完的居室不宜立即搬进居住，减少春季室外的活动时间，不宜养宠物，积极参加各种体育锻炼，起居要用规律，避免紧张情绪。

特禀体质的具体症状

在日常生活中很多人会对酒精、化妆品、金属饰品甚至会对金属眼镜架过敏，有的女性甚至会对精液过敏。有些人一到春暖花开就浑身不适；有的人经常打喷嚏、鼻塞鼻痒、容易患哮喘；有的人皮肤容易起荨麻疹，都是特禀体质的表现。具体表现为以下症状：

荨麻疹

荨麻疹是由于皮肤黏膜小血管反应性扩张及渗透性增加，身体出现的一种局限性水肿反应。主要表现为黏膜或皮肤突然出现瘙痒性水肿性风团，苍白或色红，虽然发作急，但消退也快，消后不留痕迹，俗称"风疹块"。

哮喘

哮喘是一种气道慢性非特异性炎症性疾病，哮喘在发生发展的过程中，有大量不同种类细胞因子、炎症细胞和炎症介质共同参与。其主要特征是气道高反应，典型表现为发作性咳嗽、喘息、咳痰和肺内可闻及呼气相哮鸣音。

咽痒

咽痒主要表现为咽部感觉有各种不适感，如灼热、微痛、发痒、干燥、痰多不易咳净、异物感，讲话易疲劳或刷牙漱口、讲话多时易作呕恶心。

流鼻涕

特禀体质最常见的症状是流鼻涕，可以是从前鼻孔流出，也会在后流入鼻咽部，流入鼻孔再由鼻咽、口腔吐出者称后流鼻涕。正常鼻腔中有少量黏液呈湿润状态，起到维持正常的生理功能的作用。如果鼻腔中发生病变，鼻分泌物的性质和量就会发生改变，鼻腔分泌物外溢即为流鼻涕。

鼻塞

鼻塞最常见的原因包括鼻炎、鼻窦炎、鼻中隔偏曲、鼻息肉，是耳鼻咽喉科最常见的症状之一。从理论上来说，鼻塞可以通过不同的治疗方法进行解决。

打喷嚏

将进入鼻腔的异物，如细菌、花粉、灰尘等，驱赶时出来的一种无意识的"反射"称为打喷嚏。当异物进入后，作用于肺部呼吸肌肉就会收到位于鼻黏膜上的三叉神经的指令，让异物在猛烈的空气作用下，被驱除出境。喷嚏俗语称"打喷嚏"，是鼻黏膜受刺激所引起的防御性反射动作。

过敏性鼻炎

过敏性鼻炎是鼻腔黏膜的变应性疾病，并可使多种并发症引发，又称变应性鼻炎。还有一种由非特异性刺激诱发，无特异性变应原参加、不是免疫反应过程，其表现却与上述两型变应性鼻炎相似，称神经反射性鼻炎或是血管运动性鼻炎，刺激可来自体外。

过敏性哮喘

当哮喘病人对某种物质具有过敏反应，接触到这种物质就会诱发哮喘，即为过敏性哮喘。

花粉症

我国的花粉症主要是由高原植物引起，致敏植物主要有葎草、黎科、苋、木麻黄、禾本科等。在美洲致敏植物主要为豚草，后来在第二次世界大战时由侵华日军作为饲养马匹草引入中国，也成为我国另一重要的致敏植物。

特禀体质的食疗方法

玄参丹皮瘦肉汤

❀ 配方：瘦肉 60 克，牡丹皮 10 克，玄参 15 克，红枣 10 枚（去核），花生油、酱油、精盐、白糖、味精、水淀粉、姜片、葱段各适量。

❀ 烹制方法：先把猪瘦肉洗净后用沸水烫一下，再将水分控去，抹上白糖和酱油，将油锅热后，放入姜片和葱段煸香，倒入酱油，再加入 600 毫升的水，放入牡丹皮、玄参、红枣、盐，用大火煮沸，再放入猪肉，转小火煲 1 个小时即可。

❀ 用法：喝汤食肉，具有滋阴润燥、养心清热、活血通经、养颜美容的功效，可以治疗烦热、心气郁结，并可以滋养皮肤。

黄芪牛肉丹皮粥

❀ 配方：粳米 100 克，鲜牛肉 100 克，丹皮 6 克，黄芪 10 克，胡椒粉、精豆粉、葱花、姜片、盐、味精适量。

❀ 烹制方法：先把鲜牛肉洗净后去筋与姜一起绞烂，加入胡椒粉、精豆粉、味精、盐调匀备用。把粳米洗净入放到锅里，加入 600 毫升水，将黄芪和丹皮用布包到一起，放入。用中火煨至软糯时，捞出布包，将牛肉馅搅入，继续用中火煮至肉熟软，加入味精、葱花即可。

❀ 用法：每日早、晚分两次服用，有健脾胃、补气养血的功效，适用于怕冷、体质较弱的过敏体质者。

葱白红枣鸡肉粥

❀ 配方：连骨鸡肉 100 克，粳米 100 克，红枣 10 枚（去核）葱末、姜片、香菜宜量。

❀ 烹制方法：将鸡肉、红枣、粳米分别洗净，在锅内加入 800 毫升水，加入鸡肉和姜片，用大火煮沸，然后再放入粳米、红枣熬用小火熬 45 分钟左右，最后加入葱白、香菜即可。

❀ 用法：可空腹食用，对过敏体质者有过敏性鼻炎，表现出喷嚏、鼻塞、流清涕者特别适用。

固表粥

❀ 配方：粳米 100 克，黄芪 20 克，乌梅 15 克，当归 12 克，冰糖适量。

❀ 烹制方法：先将乌梅用醋泡一夜，将首乌和黄芪放到砂锅中用冷水浸泡 1 小时后，放入乌梅加入 500 毫升水，然后再用小火慢慢煎成浓汁。滤渣取药汁，煎煮两次，将两次煎煮的药汁混合后，放入粳米熬成粥，加入冰糖趁热食用。

❀ 用法：每日一剂，可以扶正固表，养血消风，对于过敏体质者，有过敏性哮喘、荨麻疹、过敏性鼻炎等表现的人都可以适当选用。

人参红枣粥

❀ 配方：糯米 100 克，红枣 6 枚，人参 5 克。

❀ 烹制方法：将人参切成片，粳米淘净，把红枣去核，一起放到锅中，加 500 毫升水，煲粥。

❀ 用法：每日早晚各一次，可以滋阴益气养血，使免疫力增强。

神仙粥

❀ 配方：糯米 60 克，米醋 10 毫升，连须葱白 6 根，生姜 6 克。

❀ 烹制方法：先把糯米淘净后与生姜同煮，在粥将煮熟时放入葱白，然后放入米醋，稍煮即能食用。

用法：每日早晚各一次，对风寒型过敏性鼻炎有很好的效果。

认清常见的过敏原

特禀体质者容易过敏，最重要的是要对自己过敏原到底是什么查清，如果出现食物过敏时要尽早去医院诊治。下面就来分析一下我们日常生活中常见过敏原。

尘螨

哮喘尘螨、尘螨鼻炎的排泄物分解为极微细的粉尘，附着在床单、枕头、窗帘或地毯上，当被吸入鼻腔及肺部时容易引起哮喘和鼻炎，我们平时最容易忽视这一部分过敏原，也就要求特禀体质者在生活中应该多加注意。

臭氧气体

如果通风不良时，传真机、电视、电脑等电器所散发的无味无臭的臭氧气体，就会使眼睛及气管黏膜受到刺激，从而引起过敏，眼睛会出现肿胀、咽喉出现不适。越来越多的人在现代化的办公室里形成特禀体质。

食物

食物中的某些特殊成分也会导致唇舌肿胀、皮肤红痒、恶心、腹泻等症状。在日常的生活中，人们都知道吃海鲜容易过敏，但对另外一些食物了解却很少，其实很多常见的食物也容易引起过敏。所以在购买食物时，特禀体质者应该注意以下几种食物。

牛奶的过敏症状一般表现为严重的腹泻、胃病、呼吸困难及皮肤麻疹；鸡蛋一般有很轻微的过敏症状，但是由于特禀体质者有特殊的体质，所以即便吃一点点鸡蛋蛋白也容易引起过敏；花生过敏很常见，还会产生致命的严重后果。如果特禀体质者对花生过敏，应该彻底远离花生，甚至尽量不去接触那些长在树上的坚果，如胡桃、杏仁、榛子、腰果等；黑麦、大燕麦、小麦等都含有能引起过敏反应的蛋白，所以如果对小麦过敏者应该注意，很多麸质美食都不能享受；如果特禀体质者对大豆过敏，应该远离豆制品食物；如果对贝类过敏，应该避免一切贝类，一般贝类作为食物的佐料很少，但是辣椒酱或沙拉酱中可能含有贝类。

花粉、柳絮、草籽

花粉、柳絮、草籽等无孔不入，一旦与咽喉内壁或鼻腔内壁接触就会刺激黏膜而引起过敏，从而引发流鼻涕、打喷嚏、胸闷、流眼泪等症状，所以春天过敏的发病率会相对较高。

甲醛

甲醛有防腐、收敛和消毒的作用，所以在地板、木制家具、洗涤剂中会大量使用，甚至在衣料和纺织品中也添加少量。而甲醛却易导致过敏，引起咳嗽、鼻塞、头晕、皮肤瘙痒等症状。尤其是新装修的房间，从地板、装饰到家具、涂料都会有大量的甲醛散发出，对人们的健康产生威胁。

宠物

当患有鼻炎、咳嗽、气喘时，宠物的皮屑、毛发钻进过敏者的喉咙会引起黏膜过敏，宠物的唾液变干后，也会释放出潜在的过敏原。

药物

药物中某些特殊成分也容易导致过敏，引发皮疹，有时还会出现恶心、呕吐、低热甚至休克的现象。

怎样保护才能免受伤害

由于特禀体质者容易过敏，所以如果要避免伤害，最重要地是不接触过敏原，如某些食物、花粉、某季节的空气；某些异物、化工产品、衣物、新装修的家具等；对于某些遗传性疾病来讲，发现异常要尽早采取措施，以防患于萌芽之中，采取优生优育的措施。

特禀体质者的养生原则是养血消风，益气固表。《黄帝内经》云"正气内存，邪不可干"，通过益气固表，可以能增强人体的抗病能力；"治风先治血，血行风自灭"，亦可通过治血让气血充足来强壮身体，改善体质，达到强壮身体的目的。使内风不能生，外风不能侵，而内风不能生，从而抗御"外邪"即不良的环境和致敏原。

在饮食上，过敏性体质要注意，我们日常生活中所吃的食物中有一类叫作"光敏性食物"，如芹菜、香菜、芥菜、油菜、柠檬、无花果等，这类食物吃了以后，容易增强皮肤对日光的敏感性，所以对于过敏体质者来说，那些光敏性食物应该少吃或不吃，以免使本来就非常敏感的皮肤再加生因日光刺激的敏感，从而使病情加重。

在起居方面，特禀体质者的居室宜通风良好，起居应该避免过敏

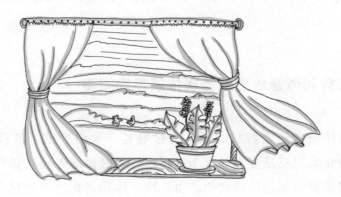

原，室内应该保持清洁，要经常洗晒床单、被褥，以防止尘螨的过敏。不要立即搬入装修后的居室，应该将窗户打开，让甲醛、油漆等化学气味发挥干净后再搬进新居。由于春季室外有较多的花粉，应该减少室外活动时间，积极参与各种室内体育锻炼，以增强自身体质。遇到寒冷的天气锻炼时要注意防寒保暖，以防止感冒。注意在调理自身身体前，一定要对自己身体状况有所了解，最好去找大夫咨询确认。

由于不良的情绪特别容易影响到身体内分泌水平，对于特禀体质者来说，切不可心急躁恼怒，以免使免疫功能下降，从而使各种各样的疾病成为隐患。常方说"若想身无病，心情要平静"，所以不能因为治疗皮肤过敏心切而乱用药。

而"是药三分毒"，特禀体质者用药须在中医师指导下，可选用消风散、玉屏风散等。常用药物有蝉衣、乌梅、当归、生地、黄芩、黄芪、白术、荆芥、防风、丹皮等。在中医门诊中，常用玉屏风散或消风散化裁治疗特禀体质，能有效增强体质和抵抗疾病的能力，达到抗过敏的目的。目前，市面上的中成药"玉屏风颗粒"，主要成分是黄芪、白术、防风，并按照一定比例配制而成，它来源于"玉屏风散"，对特禀体质者特别适应，同样对经常"感冒"者也适合服用。也是通过益气固表，来增强机体的抵抗力，从而减少"感冒"的发生。

 ## 饮食和调整心态对特禀体质者很重要

特禀体质者经常容易过敏，而过敏是一种慢性的、迁徙性的疾病，其发生容易反反复复，这个过程中，过敏体质者要注意自己的饮食，尽量避开引发过敏的食物。由于特禀体质者在这个过程中自我心态发生很大的变化，所以应该调整好自我心态，否则就会出现一些不良情绪或性格上的变化。

　　根据有关资料，我国有两亿多人出现过敏倾向，特禀体质由于发生的情况不同，存在着诸多的心理特征差异，由于多数特禀体质者对外环境的适应能力较差，表现出不同程度的敏感、内向、焦虑、多疑、抑郁等心理反应，由于身体出现缺陷，很容易陷入悲观、消极、胆怯之中，且易激动，感情脆弱。不但不愿与人交往，还容易从此意志消沉，丧失生活信心，不能自理，没有独立的人格，易成为社会或家庭的累赘。所以对于特禀体质者来说，要加强自我调控能力，调畅情志，正确处理生活、工作和学习等方面的关系，合理安排时间，避免焦虑紧张情绪，并酌情采取相应的心理保健措施。

　　对于特禀体质者来说，应该正确看待自己的体质特点，不要由此感到自卑、焦虑，在日常生活中要注重自我防护。特禀体质者一定要保持乐观的情绪，做到精神愉悦，不要有自卑的情绪，努力培养自己的坚强意志，能让自己独立自主、自力更生，要不断地鼓励自己、善于发现生活中美好的东西，学会欣赏，与人为善。接受现实，积极寻求问题解决的途径和方法，与人多交往，心胸要宽阔，有包容心，保持积极乐观的生活态度。要把自己的禁忌主动告诉别人，以赢得他人的帮助和理解。或与相同体质者多交流，以分享生活技巧和心得体会。

　　现代人由于每日摄入蛋白类食物过多，对于特禀体质者来说，这种饮食结构非常不利，特禀体质者需要合理搭配自己的饮食结构。金针菇菌柄中含有一种蛋白，能抑制鼻炎、哮喘、湿疹等过敏性病症，即便没有过敏性病症，常食也能排金属离子和代谢产生的毒素和废物，有效地增强机体活力。常食胡萝卜也能防止过敏，其所含的胡萝卜素可以有效地防过敏性皮炎、花粉过敏症等过敏反应。

　　特禀体质者最好多吃益气固表的食物，要常吃糙米、蜂蜜和蔬菜，它们不但能够提供优质的红细胞，也不用担心异体蛋白进入血液，能有效防止发生过敏症状。也有一些特禀体质者对食品添加剂过敏，例如防腐剂、色素、抗氧化剂等。含有添加剂的蜜饯等这类食物，过敏患者应该少吃，以免诱发哮喘。为避免发生意外的过敏反应，易过敏的特禀体质者要避免或尽重少吃含致敏物质的食物。

特禀体质者要为自己外出加把"安全锁"

春回大地，百花争艳，对于许多人来说，对这个绚丽多彩的季节充满期盼。但春季却是个温柔的杀手，让特禀体质者遭受到过敏的折磨。花粉过敏患病率在全世界已达到 5%～10%，而我国的病人也在逐年增多。人们会因为花粉过敏出现许多不适，如打喷嚏、流鼻涕等。

天地万物生机勃勃的春天正是人们踏青赏春的好时节，但是有些人却没有心情享受春天带来的欢愉。在一年四季中春天是风气最盛的季节，而"风为百病之长"，因此春天也是皮肤传染、流行性感冒等疾病最易发，也是病情最复杂多变的季节，尤其是在空气中飘散的花粉，很容易吸入到人的呼吸道里，过敏体质者就容易引发皮肤红肿、瘙痒，甚至呼吸困难、哮喘等症状。

这个季节具有典型特征的疾病是"桃花癣"，在花香四溢、阳光明媚的春天里，特禀体质者皮肤上出现大小不等的淡色斑或紫红色丘疹，表面干燥，用手摸上去能明显感到皮肤粗糙，色斑上会有白色的鳞屑，甚至会觉得皮肤发痒发烫。而实事上"桃花癣"并不是通常所说的"癣"，其实是某种花粉或者季节性温度变化、日晒而引发的一种过敏性的皮肤炎症。不管是油性还是干性皮肤，只要是过敏体质就在劫难逃。春天的花粉和多样的时令饮食，轻易给特禀体质的人带来无尽困扰。特别是此时外出郊游，一定要防止和花草过多接触，以免惹起皮肤瘙痒，发生过敏反应。而且春天气氛中的粉尘增加，特别是春天气氛中有飘荡的花絮，当过敏体质之人接触到后，也会产生过敏的反应。所以在春天时，特禀体质之人该当特别着重注意生活的支配和健康的养护。春季发生的过敏症状主要表现有以下 3 个方面：

首先，特禀体质者的鼻子会特别痒，突然间就会连续不断地打喷嚏，并有大量鼻涕喷出，鼻子堵塞，造成花粉性鼻炎。

其次，特禀体质者的喉咙里易发生阵阵咳嗽，呼吸感觉困难，并有白色泡沫样的黏痰，也会突然发生哮喘，并会越来越重，但不一会儿就会好，与正常人一样，这就是花粉性哮喘。再次，特禀体质者的眼睛容易发痒，眼帘易肿，并有水样黏性分泌物出现，这就是花粉性结膜炎。

如果感觉自己有花粉症或是以前有过花粉症过敏史，最好在户外减少活动，树木茂盛的地方应该少去，特别要尽量避免接触引起过敏的花粉，如果过敏已经引发，应该立即检查过敏是由哪一种花粉所致，然后对症治疗。

另外，秋季也是北方植物的高花期，空气也增加大量花粉，再加上粉尘等物质的侵扰，使过敏体质随时会产生过敏症状。秋季也是植物成熟，许多草木在这个季节传粉，所以对于过敏体质者来说，应该尽量地避免这段时间外出旅游。如果出行，那些花草树木茂盛的地方应该少去，尤其要避免进入百合、桂花、菊花、月季、秋海棠等过敏原多的景区。

 调理特禀体质，可按摩四个穴位

在日常生活中，有不少人是特禀体质，而过敏体质就是特禀体质一种，由于先天性的因素，很多人容易过敏，这种体质可以通过调理得以改善。中医认为很多过敏是"湿气"和"风邪"所致，而过敏疾病的物质很符合"风性善行而数变"的特征，治风先治血，血行风自灭。所以应该选用平肝息风、活血行气的穴位进行改善。

尺泽

尺泽穴属手太阴肺经，为肺经的合穴，尺泽穴位于手臂肘部，取穴时要将手臂上举，手臂内侧中央处有粗腱，在腱的外侧便是尺泽穴，可以采取以下自我按摩的方法，伸臂向前仰掌，掌心朝向，微微弯曲约35度，然后用另一只手，使手掌由下而上轻托肘部，弯曲大拇指，用指腹按压，感觉有酸痛感即可，每次就用左右两手各按压1~3分钟，此穴位位于血郄之侧，兼具活血之妙，长期按压会有很好的调理保健功效，对肘臂肿痛、皮肤痒、过敏等病症有很好的效果。

章门

章门穴属足厥阴肝经经脉的穴道，位于人体的侧腹部，第11肋游离端的下方。可以采取以下的自我按摩方法，取仰卧或正坐，把两只手的手掌心向下，指尖朝下放到第11肋骨端处，用大拇指、食指直下掌根处像鱼一样的肉厚处部位，即鱼际，对穴位进行揉按，并感觉有胀痛即可。要对左右两侧穴位每次按揉1~3分钟，也可以同时按揉两侧。按摩这个穴位如果再配合足三里，可以治疗荨麻疹、组织胺过敏症。

血海

血海穴位于髌骨上2寸的大腿内侧缘。血海，指脾经所生之血聚集在此，气血物质充斥的范围巨大如海，所以以血海为名。可以采取以下的方法进行自我按摩，用手指的指腹部按压，每天坚持揉按3分钟两侧的血海穴，但力量应该不宜太大，感到穴位处有酸胀感即可，应该以轻柔为原则。该穴位有运化脾血、化血为气的功能，所以是活血化瘀的重要穴位，可以起到祛风止痒、活血通络的作用。

经络调养

可以根据个体表现，采用清扫凉血或益气固表的经络调养方法，如足太阳膀胱经属于多血多气的经络，如果长期坚持按摩、敲打，能起到行气通血的效果；也可以用手掌摩腹，在每日睡觉前用手掌揉脐下丹田的位置，并伴随有尝试均匀的呼吸频率，进行反复按摩，直到小腹感到微热为佳。

可以按揉或隔姜灸足三里，以达到益气健脾的功效。取如硬币大小薄厚的姜片，遍刺小孔，贴在足三里处，捻艾绒如黄豆大小放到姜片上点燃，每次灸15分钟，应隔一日做一次。但这个方法对于姜片或艾叶过敏者不宜适用。

如果受风起疹者，可以针刺曲池、风门、肺俞、大椎进行放血，也可以在背部的膀胱经拔罐，但对铁器过敏不能适用针刺。

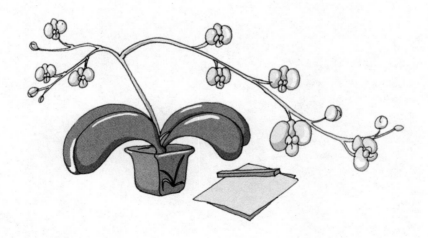